JN184896

新 妊婦・授乳婦の歯科治療と薬物療法

第3版　安心で安全な処置・処方のために

著：藤井　彰（日本大学名誉教授）
　　秋元 芳明（日本大学教授 松戸歯学部 口腔外科学講座）
　　小宮 正道（日本大学教授 松戸歯学部 口腔外科学講座）

砂書房

序

　以前より，歯科医師の方々と話をした際に，妊娠時・授乳時の歯科治療および薬物の使用法について手軽な読み物が欲しいとの要望を多くいただいた．その要望に応えようとして平成13年9月に本書第1版を，また，平成18年3月31日の厚生労働省告示第285号による第15改正日本薬局方における大幅な薬物名の変更に伴い，中身を大幅に吟味し，平成21年9月23日に本書第2版を出版した．その後，第16改正日本薬局方が平成23年3月24日 厚生労働省告示第65号により告示され，現在第17改正日本薬局方の検討が始まっている．本書の内容もそれに合わせて改変し，さらに読者の先生方のご要望もあり，特に鎮痛薬および抗炎症薬の使い方について産婦人科学会の見解を含め，再検討したものをお届けすることにした．

　最近は，いろいろな情報源から妊娠時・授乳時の注意について，多くの情報の入手が可能であり，歯科医院を訪れる患者の知識の向上はさらに著しいものがある．われわれものんびりとしていられない時代になっている．

　患者さんが100人いれば100通りの顔があるように，100通りの要求があっても不思議ではない．それらのすべてに的確に応えるために，さらに多くのことを学ばなければならないと思われる．

　妊娠中，授乳中に歯科治療をすることも少なくない．そんな折に，治療を行ったり薬を使うことは誰もが不安に思うものだ．患者さんに説明する側に立ってどう答えたらよいか．そんな時に本書が少しでもお役に立つことになれば，望外の幸せである．

　また，第3版から秋元芳明に加えて口腔外科分野の小宮正道が加わり，3名で本書を著すこととなり，内容をさらに充実させることとなった．

平成28年10月29日

藤井　　彰
秋元芳明
小宮正道

目　次

序　3

I　妊婦の薬物療法　7

01　妊娠と知ってからでは遅すぎる薬の注意　8
- 適齢期女性患者が来たら，まず妊娠を疑え　8
- 妊婦に対する薬物の注意事項　8

02　薬物の胎盤通過性　12
- 胎盤通過性の低い薬物を選択　12
- 基本的に危険性(R)＜有益性(B)の薬物を選択　16

03　催奇性を念頭において歯科で使う薬物を安全な順に並べると　18
- 妊娠の時期と奇形発生の関係　18
- 催奇性を考慮した薬物の使用　19

04　胎児に安全な歯科処方　20
- 歯周組織炎・歯冠周囲炎・顎炎　21
- 蜂巣炎（蜂窩織炎）　22
- 歯　痛　23

05　周産期の歯科処方の注意　24
- 出産直前にも注意が必要　24

II　妊婦の歯科治療　35

01　妊婦の歯科治療がおこなえる時期　36
- 応急処置のみが原則　36
- 妊娠各時期と歯科治療の選択　37

02 歯科医が母子健康手帳に記載する事項　*38*
　●母子健康手帳から得られる情報と歯科医が記載する事項　*38*

03 妊婦の歯科治療のポイント　*40*
　●治療に入る前の注意事項　*40*
　●X線撮影時の注意事項　*42*
　●局所麻酔薬の安全使用　*42*
　●抜歯時の注意事項　*43*
　●歯冠周囲炎（智歯周囲炎）治療時の注意事項　*43*

04 妊婦の生理学的特性　*44*
　●知っておきたい妊婦の生理学的特性　*44*
　●妊婦の合併症に関する用語　*46*

05 妊婦に見られる口腔疾患　*48*
　●健全歯の疼痛　*49*
　●妊娠性歯肉炎　*49*
　●妊娠性エプーリス　*50*

III 産婦人科医との連携　*51*

01 歯科医への受診経路　*52*
　●産婦人科医からの紹介　*52*
　●歯科医を直接受診　*53*

02 産婦人科医との連携　*54*
　●照会状に必要な内容事項　*54*
　●照会状の例　*55*

IV 授乳婦の歯科治療　*57*

01 出産婦の歯科治療のポイント　*58*
　●出産婦の歯科治療のポイント　*58*
　●出産に関する用語　*59*

Ⅴ 授乳婦の薬物療法　61

01 母乳中への薬物の移行（M/P比）　62
02 母乳中の薬物の乳児への影響　68
03 乳児に安全な母親の歯科処方　70
- 歯周組織炎・歯冠周囲炎・顎炎　71
- 蜂巣炎（蜂窩織炎）　72
- 歯　痛　73

Ⅵ 薬品名一覧　80

- 一般名優先　81
- 市販名優先　100
- 抗菌薬の安全性　118
- 抗炎症薬の安全性　122
- ステロイドの安全性　126
- 局所麻酔薬の安全性　126

コラム

- カルシウムの話　34
- 歯周病と早産による低体重児の出産　47
- あなたならどうします？-1　56
- あなたならどうします？-2　60
- 環境ホルモンの話　67
- インフルエンザパンデミック　80

参考文献　128

I

妊婦の薬物療法

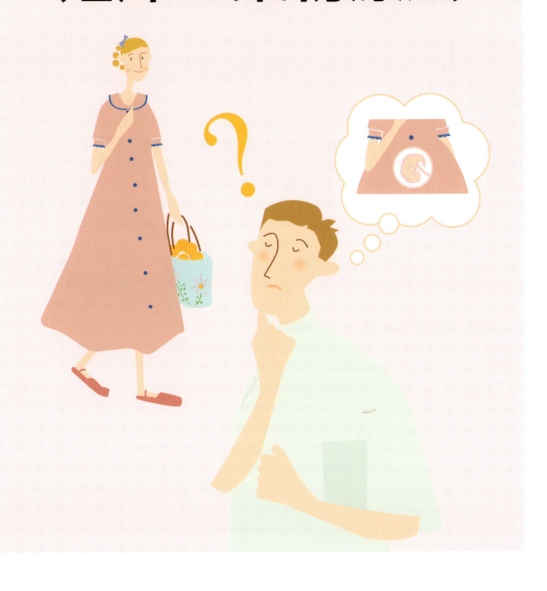

01 妊娠と知ってからでは遅すぎる薬の注意

適齢期女性患者が来たら，まず妊娠を疑え

　計画妊娠をしない限り，妊娠したと気づいた時にはすでに胎児の器官形成が始まっている．「あのとき飲んだ薬はだいじょうぶだろうか」と，妊婦の悩み・不安は出産後赤ん坊の五体満足な身体を見るまで続く．
　歯科医は，**妊娠可能な患者を見たら，妊娠しているかもしれない**と考えるべきだ．

妊婦に対する薬物の注意事項

　妊娠中の患者に対する投薬上の注意として，表1-1にあげた事項を知っておくべきだ．聞き慣れない，珍しい薬物名があるが，これは第15日本薬局方で改正されたものである．なお，現在第16日本薬局方が最新である．
　なお，薬物の市販名については巻末の薬品名一覧を参照してほしい．

表1-1　妊婦に対する薬物の注意事項

注意事項1　妊娠中の投与に関する安全性は確立していないので，妊娠または妊娠している可能性のある婦人には，治療上の有益性が危険性を上回ると判断された場合にのみ投与すること（長期使用をさける）

薬物　アンピシリン水和物（大量投与でラットに催奇性），アモキシシリン水和物，バカンピシリン塩酸塩，アスポキシシリン水和物，セファレキシン，セファクロル，セフジニル，セフロキシムアキセチル，セフテラムピボキシル，セフポドキシムプロキセチル，セフジトレンピボキシル，セフカペンピボキシル塩酸塩水和物，セフトリアキソンナトリウム，

I 妊婦の薬物療法

セフメタゾールナトリウム，ファロペネムナトリウム水和物，パニペネム・ベタミプロン，メロペネム三水和物，ドリペネム水和物，エリスロマイシン，エリスロマイシンステアリン酸塩，ジョサマイシン，ミデカマイシン酢酸エステル，ミデカマイシン，ロキタマイシン，ロキシスロマイシン，アジスロマイシン水和物，リンコマイシン，トスフロキサシントシル酸塩水和物，クロラムフェニコール，エピリゾール，チアラミド塩酸塩，立効散，プロカイン塩酸塩，リドカイン，リドカイン塩酸塩・アドレナリン，リドカイン塩酸塩・酒石酸水素アドレナリン，リドカイン塩酸塩・ノルアドレナリン，メピバカイン塩酸塩，プロピトカイン塩酸塩・フェリプレシン，ブピバカイン塩酸塩水和物，テトラカイン塩酸塩，アミノ安息香酸エチル，ジブカイン塩酸塩，パラホルムアルデヒド，バシトラシン，ケタミン塩酸塩，イソフルラン，フルニトラゼパム，ジアゼパム，イソプレナリン塩酸塩，ベタメタゾンリン酸エステル，ヒドロコルチゾン酢酸エステル，プレドニゾロン，トリアムシノロンアセトニド，デキサメタゾン，クロルフェニラミンマレイン酸塩，アトロピン硫酸塩，臭化水素酸スコポラミン，ヒノキチオールヒドロコルチゾン酢酸エステル・アミノ安息香酸エチル，エピジヒドロコレステリン，等ほとんどの薬物

注意事項2　動物実験では，動物に毒性が現れる高用量において胎児毒性（心血管系の異常，口蓋裂，発育遅延等）が報告されている．妊娠中の投与に関する安全性は確立していないので，妊娠または妊娠している可能性のある婦人には，治療上の有益性が危険性を上回ると判断された場合にのみ投与すること

薬物　クラリスロマイシン

注意事項3　大量（3,000mg／kg／day）投与でラットに催奇形性が報告されているので，妊娠または妊娠している可能性のある婦人には，治療上の有益性が危険性を上回ると判断された場合にのみ投与すること

薬物　アンピシリン水和物

注意事項 4	動物実験（ラット）において臨床用量の約80倍で胎児の外表異常及び骨格異常の発現頻度が対照群に比べて高いとの報告があるので，妊娠または妊娠している可能性のある婦人には，治療上の有益性が危険性を上回ると判断された場合にのみ投与すること
薬物	ロキシスロマイシン

注意事項 5	動物実験（ラット）の妊娠10日目に，母動物に腎障害のあらわれる大量（200mg／kg／day）を皮下投与した実験では，胎児に頭部及び尾の異常が認められたと報告されているので，妊娠または妊娠している可能性のある婦人には，治療上の有益性が危険性を上回ると判断された場合にのみ投与すること
薬物	アシクロビル

注意事項 6	妊娠中の女性には，長期にわたる広範囲の使用をさけること
薬物	ポビドンヨード

注意事項 7	胎児に一過性の骨発育不全，歯牙の着色・エナメル質形成不全を起こすことがある．また動物実験（ラット）で胎児毒性が認められている．妊娠または妊娠している可能性のある婦人には，治療上の有益性が危険性を上回ると判断された場合にのみ投与すること
薬物	テトラサイクリン塩酸塩，ミノサイクリン塩酸塩，ドキシサイクリン塩酸塩水和物

注意事項 8	新生児に第8脳神経障害があらわれるおそれがあるので，治療上の有益性が危険性を上回ると判断された場合にのみ投与すること
薬物	アミノグリコシド系抗菌薬（ベカナマイシン硫酸塩，リボスタマイシン硫酸塩，等）

I 妊婦の薬物療法

注意事項 9
妊娠末期のラットに投与した実験で，弱い胎児の脈管収縮が報告されている

薬物
アセトアミノフェン，フルフェナム酸アルミニウム，メフェナム酸，モフェゾラク，オキサプロジン，ザルトプロフェン，アスピリン，アスピリンアルミニウム，イブプロフェン，ジクロフェナクナトリウム，ナプロキセン，フェナセチン，フルルビプロフェン，ベクロメタゾンプロピオン酸エステル

注意事項 10
出産予定日 12 週以内の妊婦には投与しないこと **(禁忌)**
(妊娠期間の延長，動脈管の早期閉鎖，子宮収縮の抑制，分娩時出血の増加につながるおそれがある．海外の大規模な疫学調査では，妊娠中のアスピリン服用と先天異常出産の因果関係は否定的であるが，長期連用した場合は，母胎の貧血，産前産後の出血，分娩時間の延長，難産，死産，新生児の体重減少・死亡などの危険が高くなるおそれを否定できないとの報告がある．また，ヒトで妊娠末期に投与された患者およびその新生児に出血異常があらわれたとの報告がある．さらに，妊娠末期のラットに投与した実験で，弱い胎児の脈管収縮が報告されている)

薬物
アスピリン，アスピリンダイアルミネート，ハロタン，クロラムフェニコール

注意事項 11
妊娠中の投与に関する安全性は確立していないので，妊娠または妊娠している可能性のある婦人には投与しないこと **(禁忌)**

薬物
トスフロキサシントシル酸塩水和物，オフロキサシン，ロメフロキサシン塩酸塩，スパルフロキサシン，シタフロキサシン，レボフロキサシン水和物

注意事項 12
動物実験（ラット，マウス）で催奇形性が報告されているので，妊婦または妊娠している可能性のある婦人には投与しないこと **(禁忌)**

薬物
イトラコナゾール，クロトリマゾール，ミコナゾール

02 薬物の胎盤通過性

● 胎盤通過性の低い薬物を選択

歯科適応症のある薬物の胎盤通過性に関しては，表 1-2 となる．

同じ薬効を有するなら，胎盤通過性の低い薬物を選択することが望ましい．

（表中，同一薬物で異なった数値が示されているのは，出典の違いである．）

表 1-2 薬物の胎盤通過性

薬物群	系	薬物名	胎盤通過性（%）
抗菌薬	ペニシリン系	アモキシシリン水和物	20〜50
		アンピシリン水和物	胎盤を通過する 20 ＞50 20〜50
		バカンピシリン塩酸塩	胎盤を通過する
	セフェム系	セファレキシン	胎盤を通過する 10〜50 20〜50
		セファクロル	ほとんどなし
		セフジニル	不明
		セフロキシムアキセチル	速やかに胎盤を通過する
		セフテラムピボキシル	
		セフポドキシムプロキセチル	
		セフジトレンピボキシル	
		セフカペンピボキシル塩酸塩水和物	
		セフトリアキソンナトリウム	胎盤を通過する
		セフメタゾールナトリウム	
	ペネム系	ファロペネムナトリウム水和物	

Ⅰ 妊婦の薬物療法

薬物群	系	薬物名	胎盤通過性（％）
抗菌薬	テトラサイクリン系	テトラサイリン塩酸塩	＞50 胎盤を通過する
		ミノサイクリン塩酸塩	10〜50 不明
		ドキシサイクリン塩酸塩水和物	10〜50
	マクロライド系	エリスロマイシン	胎盤を通過する 少量あり ＜10 24
		エリスロマイシンステアリン酸塩	
		ミデカマイシン酢酸エステル	
		ミデカマイシン	
		クラリスロマイシン	少量あり
		ジョサマイシン	
		ロキタマイシン	
		ロキシスロマイシン	
		アジスロマイシン水和物	
	リンコマイシン系	クリンダマイシン塩酸塩	＞50 50
	ケトライド系	テリスロマイシン	
	ニューキノロン系	オフロキサシン	
		スパルフロキサシン	
		トスフロキサシントシル酸塩水和物	
		ロメフロキサシン塩酸塩	
		シタフロキサシン水和物	
		フレロキサシン	
		レボフロキサシン水和物	あり
		ガチフロキサシン	
	クロラムフェニコール系	クロラムフェニコール	胎盤を通過する 30−106
		クロラムフェニコールコハク酸エステルナトリウム	
	カルバペネム系	パニペネム・ベタミプロン	
		メロペネム三水和物	
		ドリペネム水和物	
	アミノグリコシド系	ゲンタマイシン硫酸塩	胎盤を通過する 34−44 ＞50
		カナマイシン硫酸塩	胎盤を通過する
		リボスタマイシン硫酸塩	

薬物群	系	薬物名	胎盤通過性（%）
抗真菌薬	イミダゾール系	ミコナゾール	
		クロトリマゾール	
	トリアゾール系	イトラコナゾール	
抗ウィルス薬		アシクロビル	あり
非ステロイド性抗炎症薬	サリチル酸系	アスピリン	速やかにあり ＜10
		アスピリンダイアルミネート	
	アントラニル酸系	フルフェナム酸アルミニウム	
		メフェナム酸	
	アニリン系	アセトアミノフェン	胎盤を通過する ＜10
	アリール酢酸系	インドメタシン	＞50
		アセメタシン	
		ジクロフェナクナトリウム	
		アンフェナクナトリウム	
		モフェゾラク	
		エトドラク	
	プロピオン酸系	プラノプロフェン	
		イブプロフェン	
		フルルビプロフェン	
		オキサプロジン	
		チアプロフェン酸	
		ナプロキセン	容易に胎盤通過 胎児循環に移行
		ロキソプロフェンナトリウム	
		ザルトプロフェン	
	オキシカム系	ピロキシカム	
		アンピロキシカム	
		テノキシカム	
		ロルノキシカム	
	塩基性	エピリゾール	
		チアラミド塩酸塩	
		エモルファゾン	

I 妊婦の薬物療法

薬物群	系	薬物名	胎盤通過性（％）
ステロイド性抗炎症薬		ヒドロコルチゾン酢酸エステル	
		コルチゾン酢酸エステル	
		プレドニゾロン	10〜50 少量あり （胎盤で代謝）
		メチルプレドニゾロン	
		デキサメタゾン	胎盤を通過する あり
		ベタメタゾンリン酸エステル	胎盤を通過する あり
		トリアムシノロンアセトニド	
局所麻酔薬	エステル型	プロカイン塩酸塩	容易に胎盤通過
		テトラカイン塩酸塩	
		アミノ安息香酸エチル	
	アミド型	リドカイン塩酸塩	＞50
		メピバカイン塩酸塩	＞50
		プロピトカイン塩酸塩	＞50 容易に胎盤通過
		ブピバカイン塩酸塩水和物	
消毒薬		ポビドンヨード	
		パラホルムアルデヒド	
		クロルヘキシジン	
		塩化ベンザルコニウム	
その他		エタノール（アルコール）	
		カフェイン	胎盤を通過する 0〜31
		ニコチン	
		モルヒネ	胎盤を通過する
		フェニトイン	＞50 あり
		フェノバルビタール	胎盤を通過する あり
		カルバマゼピン	50−80 あり
		ジアゼパム	胎盤の通過が早い 100−300

基本的に危険性(R)＜有益性(B)の薬物を選択

危険性（RISK：R）と有益性（BENEFIT：B）との関係は，表 1-3 となる．
基本的には R ＜ B を選択すべきである．

表1-3　危険性（R）と有益性（B）の関係

R＜B または R＝B	R＞B
抗菌薬	**抗菌薬**
アモキシシリン水和物	テトラサイクリン塩酸塩
セファレキシン	ドキシサイクリン塩酸塩水和物
セファクロル	ミノサイクリン塩酸塩
クリンダマイシン塩酸塩	アミカシン硫酸塩
	ゲンタマイシン硫酸塩
解熱・鎮痛薬	トブラマイシン
アセトアミノフェン	ジベカシン硫酸塩
	（大量）バカンピシリン塩酸塩
局所麻酔薬	**消炎・解熱・鎮痛薬**
プロピトカイン塩酸塩・酒石酸水素アドレナリン	アスピリン
メピバカイン塩酸塩	酸性合成抗炎症薬
リドカイン	
リドカイン塩酸塩	**全身麻酔薬**
	亜酸化窒素（笑気）
	ハロタン
	イソフルラン
	セボフルラン

I 妊婦の薬物療法

　最も好ましい薬物の選択は，胎盤通過性（表 1-2）が低く，R＜B（表 1-3）のものである．

　しかしながら，すべての薬物についてこの情報があるわけではない．そうした時には，最小限注意事項（表 1-1）にかなったものを選択したい．

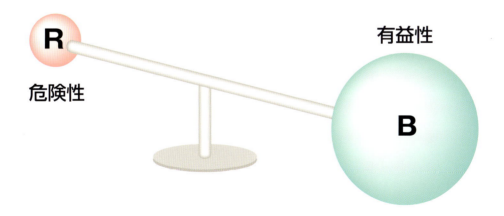

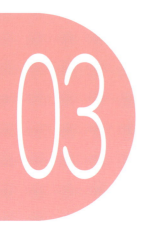

催奇性を念頭において歯科で使う薬物を安全な順に並べると

● 妊娠の時期と奇形発生の関係

　薬物による催奇性は，胎児の分化，発育の時期と大きな関係があり，危険期にのみ認められる．これは大方，妊娠13週までである．
　この期間には，**「リスクが必要性を下回る時のみに使用すべきで，同時に患者に十分説明し，了解を得ることが必須」**である．

表1-4　胎芽・胎児の予後と奇形発生期（危険期）と奇形の種類（Beckman, 1992）

受精からの期間		各時期における満期までの生存率（%）	各時期における死亡率（%）	奇形発生のための最終時期と奇形の種類
着床前	0〜6日	25	55	
着床後	7〜13日	55	25	
	14〜20日	73	8	
	3〜5週	80	8	23日　単眼症，人魚体（合肢症） 26日　無脳症 28日　髄膜脊髄瘤 34日　大血管転移 36日　兎唇，四肢短縮
	6〜9週	96	7	6週　横隔膜ヘルニア 10週　臍ヘルニア 12週　尿道下裂
	38週〜	99	0.7	38週〜　中枢神経系細胞喪失

Ⅰ 妊婦の薬物療法

●催奇性を考慮した薬物の使用

基本的に安全な薬はないと考えるべきで，強いて使用するときには，前述したようにR＜Bを考慮する必要がある．また，特に妊娠13週までは薬物の使用を避けたほうがよい．

表1-5 催奇性を考慮した薬物の使用

		安全な順に並べると
抗菌薬		①ペニシリン系抗菌薬が使えるならば，アモキシシリン水和物，アンピシリン水和物のプロドラッグ（バカンピシリン塩酸塩） ②セフェム系抗菌薬 ③マクロライド系抗菌薬
抗炎症薬	ステロイド系	基本的にはない．強いてあげるならば，ヒドロコルチゾン酢酸エステルの局所適用
	合成抗炎症薬	基本的にはない．強いてあげるならば，鎮痛解熱薬としてアセトアミノフェン
麻酔薬	全身麻酔薬	**禁 忌**
	局所麻酔薬	①リドカイン ②プロピトカイン塩酸塩・酒石酸水素アドレナリン ③ブピバカイン塩酸塩
歯内療法剤		微量を適用するので血中濃度も上がらず，胎児に対して作用を及ぼすことは少ないと考えられるが，安全性は確立されていないことに留意する
消毒薬		長期にわたり広範囲に大量に使用すると，血中濃度が高くなることが予測され，胎児に対する影響も考えられる

04 胎児に安全な歯科処方

　鎮痛薬, 抗炎症薬で胎児に安全なものは皆無である. できるならば使わないでほしいというのが本音である. しかしながら, 激しい痛みを伴う場合には, 投薬せず我慢することにより, かえって胎児に悪影響を及ぼすこともある.
　ここでは, どうしても使用しなければならないという場合の"比較的安全なもの"の例をあげた. **治療上の有益性が危険性を上回ると判断された場合のみに使用する**ことを心がけたいものだ.

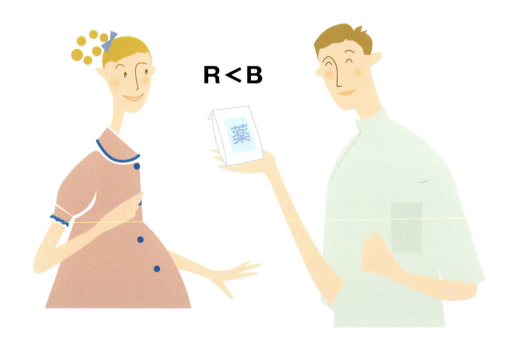

歯周組織炎・歯冠周囲炎・顎炎

Ⅰ 妊婦の薬物療法

① メイアクトMS錠100mg　1回1錠　1日3回　朝昼夕食後　3日分
　カロナール錠300mg　1回1錠　1日3回　朝昼夕食後　3日分

　　メイアクトの代わりに，
　　ペングッド錠250mg　1回1錠　1日3回　でもよい．
　　カロナール錠300mgは頓用としてもよい．

② パセトシンカプセル250mg　1回1カプセル　1日3回　朝昼夕食後　3日分
　カロナール錠300mg　1回1錠　1日3回　朝昼夕食後　3日分

　　カロナール錠300mgは頓用としてもよい．

③ オラセフ錠250mg　1回1錠　1日3回　朝昼夕食後　3日分
　カロナール錠300mg　1回1錠　1日3回　朝昼夕食後　3日分

　　オラセフ錠の代わりに，トミロン錠100mgでもよい．
　　カロナール錠300mgは頓用としてもよい．

④ ジスロマック錠250mg　1回2錠　1日1回　朝食後　3日分
　カロナール錠300mg　頓用　1回1錠　3回分

蜂巣炎（蜂窩織炎）

　古くから使われている抗菌薬には経口投与の可能なものもあるが，新しく疾患群を4群に分けた適応症の分類では，本疾患に使用できるものはすべて注射剤である．すなわち，本疾患になると経口投与では効きにくいことが明らかになったと考えてもよい．これら注射剤はすべて妊婦に対する安全性は確立されていないので，リスクと必要性を十分に検討して投与すべきである．

❶ あえて経口投与をするならば，
　パセトシンカプセル250mg　1回1カプセル　1日3回　朝昼夕食後　3日分
　カロナール錠300mg　1回1錠　1日3回　朝昼夕食後　3日分

❷ セフメタゾン静注用　1回1g（または0.5g）　1日2回　朝夕

　セフメタゾン静注用の代わりに，
　ロセフィン静注用　1回1g　1日2回
　を用いてもよい．

❸ カルベニン点滴用　1回0.5g　1日2回

　カルベニン点滴用の代わりに，
　メロペン点滴用　1回0.25g　1日2回
　フィニバックス点滴用　1回0.25g　1日2回
　を用いてもよい．

I 妊婦の薬物療法

歯痛

基本的には投与しないことが望ましい．

❶ カロナール錠300mg　1回1錠　1日3回　朝昼夕食後　3日分

05 周産期の歯科処方の注意

出産直前にも注意が必要

　出産直前に注意しなければならないのは，胎児循環持続症（PFC），動脈管収縮・早期閉鎖を引き起こすことのある薬物の使用である．また，まれに新生児黄疸が見られることがある．

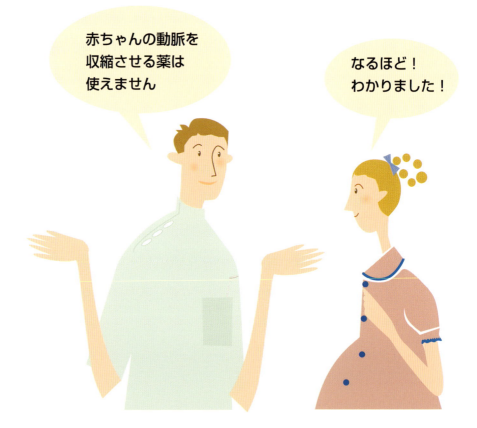

I 妊婦の薬物療法

表 1-6　周産期に使用してはならない薬物

周産期における胎児毒性	薬物
歯牙の着色，エナメル質形成不全，骨の形成異常	テトラサイクリン塩酸塩，オキシテトラサイクリン塩酸塩，ドキシサイクリン塩酸塩水和物，ミノサイクリン塩酸塩
第8脳神経障害・難聴	ゲンタマイシン硫酸塩，カナマイシン硫酸塩，リボスタマイシン硫酸塩
胎児循環持続症（PFC）	メフェナム酸，インドメタシン，アセメタシン，ジクロフェナクナトリウム，イブプロフェン，ロキソプロフェンナトリウム
動脈管収縮・早期閉鎖	アスピリン，フルフェナム酸アルミニウム，メフェナム酸，アセトアミノフェン，インドメタシン，アセメタシン，ジクロフェナクナトリウム，アンフェナクナトリウム，モフェゾラク，エトドラク，プラノプロフェン，イブプロフェン，フルルビプロフェン，オキサプロジン，チアプロフェン酸，ナプロキセン，ロキソプロフェンナトリウム，ザルトプロフェン，テノキシカム，ロルノキシカム
分娩遅延	アスピリン，アンフェナクナトリウム，プラノプロフェン，フルルビプロフェン，チアプロフェン酸，ナプロキセン，ロキソプロフェンナトリウム，テノキシカム，ロルノキシカム
出血・絞扼輪症候群	アスピリン，インドメタシン
羊水過少症	インドメタシン，アセメタシン，ジクロフェナクナトリウム
分娩時胎児呼吸抑制	ペンタゾシン
出産後禁断症状	ペンタゾシン
胎児・新生児に頻脈	アトロピン硫酸塩水和物
新生児黄疸	アスピリン，サルファ剤，ジアゼパム，フルニトラゼパム
子宮血管収縮による胎児仮死状態	ノルアドレナリン

表 1-7 妊婦に対する薬物投与の安全性

薬物名（一般名）	薬物分類	添付文書	妊婦に対する安全性 米国食品医薬品局 a	豪州医薬品評価委員会 b	実践妊婦と薬（虎の門病院）c	妊娠と授乳 d	本書の提案
アシクロビル	抗ウイルス薬	治療上の有益性が危険性を上回る	B	B3	2	安全	治療上の有益性が危険性を上回る
アジスロマイシン	抗菌薬	治療上の有益性が危険性を上回る	B	B1	1	安全	△
アスピリン	鎮痛解熱抗炎症薬	治療上の有益性が危険性を上回る 投与しない（出産予定12週以内）	D	C	1〜3	後期注意	投与しない（出産予定12週以内）
アスピリンダイアルミネート	鎮痛解熱抗炎症薬	治療上の有益性が危険性を上回る 投与しない（出産予定12週以内）	D	C	1〜3	後期注意	投与しない（出産予定12週以内）
アセトアミノフェン	鎮痛解熱抗炎症薬	治療上の有益性が危険性を上回る	B	A	1	安全	○
アセメタシン	鎮痛解熱抗炎症薬	投与しないこと	−	−	−	−	投与しないこと
アミカシン硫酸塩	抗菌薬	治療上の有益性が危険性を上回る	D	D	−	安全	投与しないこと
アミノ安息香酸エチル	局所麻酔薬	治療上の有益性が危険性を上回る	−	−	−	−	△
アミノ安息香酸エチル塩酸パラブチルアミノ安息香酸ジエチルアミノエチル	局所麻酔薬	治療上の有益性が危険性を上回る	−	−	−	−	△
アミノ安息香酸エチルテトラカイン塩酸塩ジブカイン塩酸塩ホモスルファミン	局所麻酔薬	治療上の有益性が危険性を上回る	−	−	−	−	治療上の有益性が危険性を上回る
アモキシシリン水和物	抗菌薬	治療上の有益性が危険性を上回る	B	A	1	安全	○

Ⅰ 妊婦の薬物療法

薬物名（一般名）	薬物分類	妊婦に対する安全性					本書の提案
		添付文書	米国食品医薬品局 a	豪州医薬品評価委員会 b	実践妊婦と薬（虎の門病院）c	妊娠と授乳 d	
アンピシリン水和物	抗菌薬	治療上の有益性が危険性を上回る	B	A	1	安全	○
アンフェナクナトリウム	鎮痛解熱抗炎症薬	投与しない	—	—	—	—	投与しない（妊娠後期）
イセパマイシン	抗菌薬	治療上の有益性が危険性を上回る	＊	＊	＊	＊	投与しない
イトラコナゾール	抗真菌薬	投与しない	C	B3	2	—	投与しない
イブプロフェン	鎮痛解熱抗炎症薬	治療上の有益性が危険性を上回る／投与しない（妊娠後期）	C/D	C	1	後期注意	投与しない（妊娠後期）
イミペネム・シラスタチンナトリウム	抗菌薬	治療上の有益性が危険性を上回る	C	B3	1	—	治療上の有益性が危険性を上回る
インドメタシン	鎮痛解熱抗炎症薬	投与しない	C/D	C	3	後期注意	投与しない
エトドラク	鎮痛解熱抗炎症薬	治療上の有益性が危険性を上回る／投与しない（妊娠後期）	C	—	1	後期注意	投与しない（妊娠後期）
エピジヒドロコレステリンテトラサイクリン塩酸塩	抗菌薬（口腔内外用）	治療上の有益性が危険性を上回る	D	—	—	—	治療上の有益性が危険性を上回る
エモルファゾン		投与しない	—	—	—	—	投与しない
エリスロマイシン	抗菌薬	治療上の有益性が危険性を上回る	B	A	1	安全	△
エリスロマイシンステアリン酸塩	抗菌薬	治療上の有益性が危険性を上回る	B	A	1	安全	△
オキサプロジン	鎮痛解熱抗炎症薬	投与しない	C	—	1	—	投与しない
オフロキサシン	抗菌薬	投与しない	C	B3	1	安全	投与しない

薬物名（一般名）	薬物分類	妊婦に対する安全性					本書の提案
		添付文書	米国食品医薬品局 a	豪州医薬品評価委員会 b	実践妊婦と薬（虎の門病院）c	妊娠と授乳 d	
クラリスロマイシン	抗菌薬	治療上の有益性が危険性を上回る	C	B3	1	—	治療上の有益性が危険性を上回る
クリンダマイシンリン酸エステル	抗菌薬	投与しないことが望ましい	B	A	1	—	投与しないことが望ましい
クロトリマゾール	抗真菌薬（口腔内外用）	治療上の有益性が危険性を上回る	—	—	—	—	投与しない
クロラムフェニコール	抗菌薬	治療上の有益性が危険性を上回る	C	A	—	後期連用注意	投与しない
クロラムフェニコールコハク酸エステルナトリウム	抗菌薬	治療上の有益性が危険性を上回る	C	A	—	—	投与しない
ゲンタマイシン硫酸塩	抗菌薬	治療上の有益性が危険性を上回る	D	D	2～3	安全	投与しない
ザルトプロフェン	鎮痛解熱抗炎症薬	治療上の有益性が危険性を上回る	—	—	1	—	治療上の有益性が危険性を上回る
ジクロフェナクナトリウム	鎮痛解熱抗炎症薬	投与しない	C/D	C	1	後期注意	投与しない
シタフロキサシン	抗菌薬	投与しない	—	—	—	—	投与しない
シプロフロキサシン	抗菌薬	投与しない	C	B3	1	安全	投与しない
ジベカシン	抗菌薬	投与しないことが望ましい	D	—	—	安全	投与しないことが望ましい
シメトリド無水カフェイン	鎮痛解熱抗炎症薬	投与しないことが望ましい	—	—	—	—	投与しないことが望ましい
ジョサマイシン	抗菌薬	治療上の有益性が危険性を上回る	—	—	1	—	治療上の有益性が危険性を上回る
スピラマイシン酢酸エステル	抗菌薬	治療上の有益性が危険性を上回る	—	—	—	—	治療上の有益性が危険性を上回る
セファクロル	抗菌薬	治療上の有益性が危険性を上回る	B	B1	1	安全	○

I 妊婦の薬物療法

薬物名（一般名）	薬物分類	添付文書	妊婦に対する安全性 米国食品医薬品局 a	豪州医薬品評価委員会 b	実践妊婦と薬（虎の門病院）c	妊娠と授乳 d	本書の提案
セファゾリン	抗菌薬	治療上の有益性が危険性を上回る	B	B1	—	安全	△
セファレキシン	抗菌薬	治療上の有益性が危険性を上回る	B	A	1	安全	○
セファロチン	抗菌薬	治療上の有益性が危険性を上回る	—	—	—	—	治療上の有益性が危険性を上回る
セフェピム塩酸塩水和物	抗菌薬	治療上の有益性が危険性を上回る	B	B1	—	安全	△
セフォゾプラン	抗菌薬	治療上の有益性が危険性を上回る	B	—	—	安全	△
セフォタキシム	抗菌薬	治療上の有益性が危険性を上回る	B	B1	—	安全	△
セフォチアム塩酸塩	抗菌薬	治療上の有益性が危険性を上回る	B	—	1	安全	△
セフォペラゾン	抗菌薬	治療上の有益性が危険性を上回る	B	—	—	安全	△
セフカペンピボキシル	抗菌薬	治療上の有益性が危険性を上回る	B	—	1	安全	△
セフジニル	抗菌薬	治療上の有益性が危険性を上回る	B	—	1	安全	△
セフテラムピボキシル	抗菌薬	治療上の有益性が危険性を上回る	B	—	1	安全	△
セフトリアキソンナトリウム	抗菌薬	治療上の有益性が危険性を上回る	B	B1	—	安全	△
セフピロム	抗菌薬	治療上の有益性が危険性を上回る	—	—	—	—	治療上の有益性が危険性を上回る

薬物名（一般名）	薬物分類	妊婦に対する安全性					本書の提案
		添付文書	米国食品医薬品局 a	豪州医薬品評価委員会 b	実践妊婦と薬（虎の門病院）c	妊娠と授乳 d	
セフポドキシムプロキセチル	抗菌薬	治療上の有益性が危険性を上回る	B	B1	1	安全	△
セフメタゾールナトリウム	抗菌薬	治療上の有益性が危険性を上回る	B	—	—	安全	△
セフメノキシム	抗菌薬	治療上の有益性が危険性を上回る	B	—	—	安全	△
セフロキシムアキセチル	抗菌薬	治療上の有益性が危険性を上回る	B	B1	1	安全	△
チアプロフェン酸	鎮痛解熱抗炎症薬	治療上の有益性が危険性を上回る 投与しない（妊娠後期）	—	—	—	—	投与しない（妊娠後期）
チアラミド塩酸塩	鎮痛解熱抗炎症薬	治療上の有益性が危険性を上回る	—	—	—	—	○
デキサメタゾン	ステロイド口腔内外用	治療上の安全性は確立していない。長期投与を避ける。	C	A	—	—	○（局所）
テトラカイン塩酸塩	局所麻酔薬	治療上の有益性が危険性を上回る	—	B2	—	—	治療上の有益性が危険性を上回る
テトラサイクリン塩酸塩	抗菌薬	投与しないことが望ましい	D	D	—	—	投与しない
デメチルクロルテトラサイクリン	抗菌薬	投与しないことが望ましい	D	D	—	—	投与しない
ドキシサイクリン塩酸塩水和物	抗菌薬	投与しないことが望ましい	D	D	—	—	投与しない
トスフロキサシントシル酸塩水和物	抗菌薬	投与しない	—	—	1	—	投与しない
トブラマイシン	抗菌薬	治療上の有益性が危険性を上回る	D	D	—	安全	治療上の有益性が危険性を上回る

I 妊婦の薬物療法

薬物名（一般名）	薬物分類	妊婦に対する安全性					本書の提案
		添付文書	米国食品医薬品局 a	豪州医薬品評価委員会 b	実践妊婦と薬（虎の門病院）c	妊娠と授乳 d	
トリアムシノロンアセトニド	ステロイド 口腔内外用	治療上の安全性は確立していない。長期投与を避ける。	C	A	—	—	○（局所）
ドリペネム水和物	抗菌薬	治療上の有益性が危険性を上回る	B	B2	—	—	治療上の有益性が危険性を上回る
ナプロキセン	鎮痛解熱抗炎症薬	治療上の有益性が危険性を上回る 投与しない（妊娠後期）	C	C	2	後期注意	投与しない（妊娠後期）
バカンピシリン	抗菌薬	治療上の有益性が危険性を上回る	—	—	—	—	○
パニペネム・ベタミプロン	抗菌薬	治療上の有益性が危険性を上回る	—	—	—	—	治療上の有益性が危険性を上回る
パラホルムアルデヒド	消毒薬 口腔内局所	治療上の有益性が危険性を上回る	—	—	—	—	△
バンコマイシン塩酸塩	抗菌薬	治療上の有益性が危険性を上回る	C	B2	—	—	治療上の有益性が危険性を上回る
ヒドロコルチゾン	ステロイド 口腔内外用	治療上の安全性は確立していない。長期投与を避ける。	C	A	—	—	○（局所）
ヒドロコルチゾンコハク酸エステルナトリウム	ステロイド	治療上の有益性が危険性を上回る	C	A	—	—	治療上の有益性が危険性を上回る
ヒドロコルチゾンオキシテトラサイクリン塩酸塩	ステロイド、抗菌薬 口腔内外用	治療上の安全性は確立していない。長期投与を避ける。	C/D	A	—	—	△
ヒノキチオール ヒドロコルチゾン酢酸エステル アミノ安息香酸エチル	ステロイド 口腔内外用	治療上の安全性は確立していない。長期投与を避ける。	C	A	—	—	○（局所）

薬物名（一般名）	薬物分類	妊婦に対する安全性					本書の提案
		添付文書	米国食品医薬品局 a	豪州医薬品評価委員会 b	実践妊婦と薬（虎の門病院）c	妊娠と授乳 d	
ファロペネムナトリウム	抗菌薬	治療上の有益性が危険性を上回る	−	−	1	−	治療上の有益性が危険性を上回る
ブピバカイン塩酸塩水和物	局所麻酔薬	治療上の有益性が危険性を上回る	C	A	−	−	治療上の有益性が危険性を上回る
プラノプロフェン	鎮痛解熱抗炎症薬	治療上の有益性が危険性を上回る 投与しない（妊娠後期）	−	−	−	−	投与しない（妊娠後期）
フルフェナム酸アルミニウム	鎮痛解熱抗炎症薬	治療上の有益性が危険性を上回る	−	−	−	−	治療上の有益性が危険性を上回る
フルルビプロフェン	鎮痛解熱抗炎症薬	治療上の有益性が危険性を上回る 投与しない（妊娠後期）	C	B2	1	−	投与しない（妊娠後期）
プロカイン塩酸塩	局所麻酔薬	治療上の有益性が危険性を上回る	C	B2	−	−	治療上の有益性が危険性を上回る
プロピトカイン塩酸塩フェリプレシン	局所麻酔薬	治療上の有益性が危険性を上回る	−	−	−	−	△
フロモキセフ	抗菌薬	治療上の有益性が危険性を上回る	B	−	−	−	治療上の有益性が危険性を上回る
ポビドンヨード	消毒薬	長期にわたる広範囲の使用を避ける	C	−	−	−	○（局所）
ミコナゾール	抗真菌薬口腔内外用	投与しない	C	A	−	−	投与しない
ミノサイクリン塩酸塩	抗菌薬	投与しないことが望ましい	D	D	1/3	−	投与しないことが望ましい
メピバカイン塩酸塩	局所麻酔薬	治療上の有益性が危険性を上回る	C	A	−	−	△

I 妊婦の薬物療法

薬物名 (一般名)	薬物分類	妊婦に対する安全性					本書の提案
		添付文書	米国食品医薬品局 a	豪州医薬品評価委員会 b	実践妊婦と薬 (虎の門病院) c	妊娠と授乳 d	
メフェナム酸	鎮痛解熱抗炎症薬	治療上の有益性が危険性を上回る	C	C	1	後期注意	治療上の有益性が危険性を上回る
モキシフロキサシン	抗菌薬	投与しない	C	B3	—	—	投与しない
モフェゾラク	鎮痛解熱抗炎症薬	治療上の有益性が危険性を上回る	—	—	—	—	治療上の有益性が危険性を上回る
立効散	鎮痛薬	治療上の有益性が危険性を上回る	—	—	—	—	治療上の有益性が危険性を上回る
リドカイン塩酸塩	局所麻酔薬	治療上の有益性が危険性を上回る	B	A	1	—	○
リネゾリド	抗菌薬	治療上の有益性が危険性を上回る	C	B3	—	—	治療上の有益性が危険性を上回る
リボスタマイシン硫酸塩	抗菌薬	治療上の有益性が危険性を上回る	—	—	—	—	治療上の有益性が危険性を上回る
レボフロキサシン水和物	抗菌薬	投与しない	C	B3	1	安全	投与しない
ロキシスロマイシン	抗菌薬	治療上の有益性が危険性を上回る	—	B1	—	—	治療上の有益性が危険性を上回る
ロキソプロフェンナトリウム	鎮痛解熱抗炎症薬	治療上の有益性が危険性を上回る 投与しない(妊娠後期)	—	—	1	後期注意	投与しない(妊娠後期)
ロメフロキサシン塩酸塩	抗菌薬	投与しない	C	—	1	—	投与しない

添付文書：能書に書かれている事項
　a 米国食品医薬品局 (FDA) 分類：A, B, C, D, X に分類. A は投与する場合，第1選択薬と考える. D と X は胎児に対する催奇形性のリスクがあるもの.
　b 豪州医薬品評価委員会：A, B (B1, B2, b3), C, D, X Ⅱ分類。A はすでに妊婦に投与されているが，それによって有害作用が増加することはない.
　c 実践妊娠と薬 (虎の門病院)：0, 1, 2, 3, 4, 5 点評価で，0 は最も安全とされる.
　d 妊娠と授乳：

COLUMN カルシウムの話

　出生直後の新生児の体内には，約30gのカルシウムが含まれている．妊娠期間を300日とすると，1日平均100mgのカルシウムが蓄積されることになる．妊娠初期には骨などの硬組織は形成されないので，実際には妊娠後期に1日150mg程度のカルシウムが蓄積されることになるかと思われる．このカルシウムはすべて母親の血液から供給されるので，栄養所要量として妊娠中はカルシウムを毎日900mg，授乳中は毎日1,100mg摂取することが望ましいと考えられている．

　約20歳で成長が完了すると考えると，成人の体内には1kg（1,000g）のカルシウムがあるので，誕生後（1,000g－30g＝）970gのカルシウムを蓄積するには，1日平均125mgのカルシウムを硬組織に蓄積しなければならない．ちなみに乳児は1日400mg，成長期には1日500〜900mg，成人は1日600mg摂取するのが望ましいとされている．体内のカルシウムの99％（990g）は硬組織（骨・歯）にあり，残りの1％（10g）が軟組織にある＊．

　牛乳100ml中には，100mgのカルシウムが含まれている．ヒトの血液中には，100ml中に10mg（牛乳のちょうど1／10）のカルシウムが含まれている．これは，非常にわかりやすい目安になる．

＊：体内で重要な働きをするのは軟組織のカルシウムで，筋肉の収縮などに大きく関与している．したがって，生体では軟組織優位の法則が成り立ち，血中など軟組織中のカルシウム濃度が一定（10mg／100ml）になるように，いろいろな物質で調節されている．

II
妊婦の歯科治療

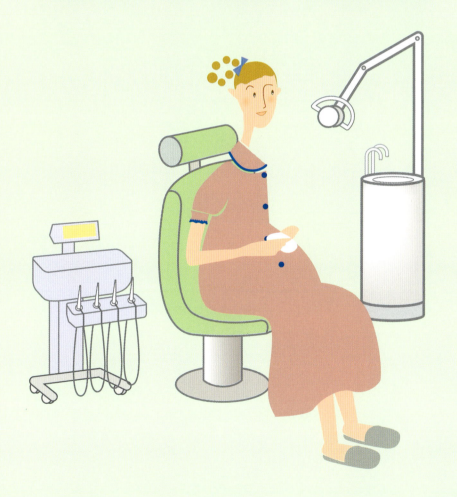

01 妊婦の歯科治療がおこなえる時期

● 応急処置のみが原則

原則として，全期間，応急処置以外の歯科治療をおこなわない．

どうしても必要な症例では，妊娠中期を選択する．

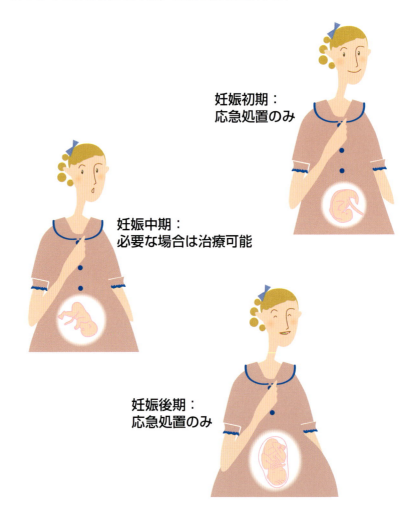

妊娠初期：
応急処置のみ

妊娠中期：
必要な場合は治療可能

妊娠後期：
応急処置のみ

Ⅱ 妊婦の歯科治療

● 妊娠各時期と歯科治療の選択

表2-1 妊娠各時期と歯科治療

	初期				中期			後期			
月	1	2	3	4	5	6	7	8	9	10	11
週	0.1.2.3	4.5.6.7	8.9.10.11	15	19	23	27	31	35	39	40.41.42
	①		②③								④
口腔疾患			歯肉炎　エプーリス								
	←――――――――――口腔衛生指導――――――――――→										
歯科治療	←―――A―――→				←―B―→			←―――C―――→			

1）胎芽・胎児・分娩

①3胚葉の形成：外・中・内胚葉の形成は3週までに終了．

②器官形成期：妊娠4〜8週までのあいだの主要な器官が形成される期間．

③奇形成立臨界期：器官形成期と同時期．主要な器官が形成されるので奇形等の発生異常が生ずる可能性が高い．

　胎芽・胎児：妊娠8週未満の児を胎芽，以後を胎児とよぶ．

④分娩予定日：最終月経日の第1日から280日（40週0日）．

2）歯科治療の選択

口腔衛生指導は全時期．出産後も継続．

A：**初期**――緊急処置のみで，応急的な処置．治療が必要な場合は中期に．

B：**中期**――通常の歯科治療がほぼ可能．治療が後期にずれ込まないようにする．安定期．

C：**後期**――緊急処置のみで，応急的な処置．出産後6〜8週以降に治療開始．いいかえると，出産後6〜8週後までをみすえた応急処置をおこなう．

02 歯科医が母子健康手帳に記載する事項

● 母子健康手帳から得られる情報と歯科医が記載する事項

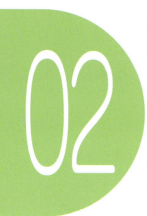

図2-1　母子健康手帳の例

第○子の本人記入欄

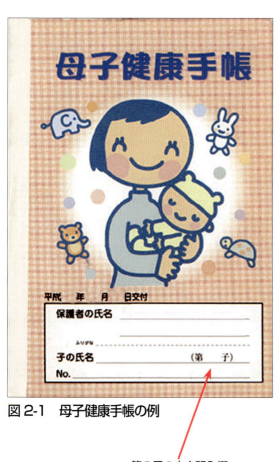

図2-2　妊娠中と産後の歯の状態の例

Ⅱ 妊婦の歯科治療

母子健康手帳（図2-1，2）は，妊娠の届出をおこなうと都道府県知事より交付される．母子健康手帳には妊婦の状態，分娩時，産褥の記録，出生以来の乳幼児時の記録が含まれ，小学校入学時まで活用する．

❶ 表紙に第○子の本人記入欄（図2-1の矢印）があり，初妊婦か経産婦かがわかる．

❷ 妊婦自身で記入する事項：
妊婦の健康状態，夫の健康状態，いままでの妊娠，妊婦の職業と環境．

❸ 医師が記入する事項：妊娠中，分娩，産後の経過
診察日，妊娠週数，子宮底長，腹囲，血圧，浮腫（妊娠中毒症の判断），尿蛋白，尿糖（浮腫・尿所見は，－，＋，2＋で表現されている），梅毒血清反応，B型肝炎抗原検査，妊婦自身の記録（最終月経開始日，胎動を感じた日），分娩予定日，その他におこなった検査，体重，医師の特記指示事項，施設名または担当者名，血液型検査，出産の状態，出産後の母体の経過，妊娠中と産後の体重変化の記録．
妊娠中・出産後の産婦人科医の定期診察：
妊娠中；7か月末（27週）までは1回／4週，8か月（28週以後）～9か月（35週）は1回／2週，10か月（36週以後）は1回／週の間隔でおこなわれる．
出産後；入院中・退院時（3～5日），1か月．

❹ **歯科医が記入する事項：妊娠中と産後の口腔の状態**
（図2-2．必ず記入する）

❺ 子の記録：
早期新生児の生後1週間以内の経過・晩期新生児の生後1～4週の経過，保護者の記録と健康診査（1か月～6歳），予防接種の記録，今までにかかった主な病気．

❻ **歯科医が記入する子の記録：**
歯の健康診査・保健指導・予防措置

❼ その他：
母親自身の記録，出生届出済証明．

03 妊婦の歯科治療のポイント

● 治療に入る前の注意事項

妊娠中は精神的に不安定である．特にこの傾向は，初妊婦に強い．不安感・緊張感を持たせないために，インフォームドコンセントが重要である．1回の診療時間に長い時間をかけないようにする．母親が出産後に再び来院，さらに出産した子供の診査・治療にも来院すれば，成功と考えてよい．母子健康手帳の"妊娠中と産後の歯の状態"に記録する．口腔診査の許可を得て，同時に記録する．

❶ 母子健康手帳の提示を求める

妊娠に対する理解を示すため安心感を持つ．受診当日持参が原則．ない時は，次回の提示を指示．

❷ 主訴を良く聞く

最初に，主訴に対する診査をおこなう．

❸ 主訴に関する説明をする

歯科医療では当然のことである．専門用語を避け，かみ砕いて説明する．一方的にしゃべるのではなく，質問も受ける．処置法に関する説明をする．応急処置の場合はその理由も説明する．予想される治療回数も伝える．

❹ 口腔全体の診査の許可を得る

母子健康手帳に記録することを説明する．主訴以外に，治療の必要がある場合は，病状・処置の必要性・処置法を説明する．

❺ 口腔衛生指導の説明

妊婦に多い口腔疾患は，口腔清掃状態の改善にて予防可能なので，重要性を理解させる．具体的な指導・処置をおこなう．

Ⅱ 妊婦の歯科治療

❻ 過度の緊張・興奮を避ける
妊婦は漠然とした妊娠の不安に加えて歯科医院の椅子に座った不安のため，精神的にかなり不安定になる．リラックスさせる努力が必要．診療を急がず，会話を入れる．音に対しても過敏なのでタービン使用の際，一言ことわる．急激な体位の変換は避ける．

❼ 清潔感が強くなる
歯科医の服装ばかりでなく機械・器具の状態にも注意する．

❽ 不定愁訴
話をよく聞く．口腔以外の話も聞けるようになればコンタクトは良好と考えてよい．ただし，時間がかかる．

❾ ハイリスク妊婦
若年妊婦（10代）および高年妊婦（35歳以上）はハイリスク妊婦とよばれ，妊娠高血圧症候群が多いため気をつける．

❿ 診療時の体位
腹部の膨隆には個体差があるので，妊婦に楽な体位を選択させる．

⓫ 腰　痛
妊娠に付随して腰痛のある妊婦は多い（子宮・骨盤内容・体幹の重量増加）ので注意する．

⓬ 立ちくらみ
非妊娠時には起立時，末梢血管が収縮して血圧・循環血液量を維持しようとするが，妊娠中はこの調節がうまくいかず一過性の脳虚血の状態となる．体位の変化・外気の変化などに誘発されやすい．妊婦は貧血があるとの思い込みが強いので，母子健康手帳から貧血がないことを告げると安心感が増す．診療終了後，椅子から立ちあがる時，夏・冬などの医院内と外との気温差が大きい場合は注意する．外まで付き添う配慮が必要．

⓭ 頻　尿
妊娠2～3か月・妊娠後期に見られる生理的な反応である．前者は，循環血液量の増加，妊娠子宮の膀胱への圧迫，ホルモン作用による膀胱充血，後者は子宮と胎児による膀胱と骨盤神経の圧迫による．歯科治療で緊張が増すと，もっと頻尿になるので我慢しないように指示．

⓮ つわり
嘔吐反射が強くなる．薬品・手袋のゴムの臭いなどにも過敏になるので注意する．

X線撮影時の注意事項

「X線撮影してだいじょうぶか」は必ず受ける質問である．診療上必要な症例のみ撮影する．デンタル撮影が基本．必要に応じてパノラマ撮影．

❶ 防護エプロン（防護衣）を着用し腹部を遮蔽．
❷ 一次X線を腹部に照射しない．

①，②により，口腔領域のX線撮影による胎児への被曝線量はほとんどゼロになる．以上は，国際放射線防護委員会の勧告による方法である．したがって，防護エプロン（防護衣）を着用していれば，必要以上に心配しなくてよい．ただし，

❶ 防護エプロン（防護衣）は重いので注意．
❷ つわりがひどくデンタルフィルムを口腔内に入れられない場合はパノラマ撮影．

局所麻酔薬の安全使用

局所麻酔薬の通常量の使用では，母体・胎児ともに影響はない． アドレナリンも，含有されている量では問題ない．疼痛により体内で分泌されるアドレナリンの方が多く，血圧を上昇させ子宮にも影響を及ぼす．

妊娠中は精神面が不安定なので，神経性ショック，過換気症候群を起こしやすい．

血管収縮，子宮収縮，収縮効果の持続：ノルアドレナリン＞アドレナリン＞塩酸プロピトカイン・フェリプレシンだが，プロピトカイン塩酸塩・フェリプレシン注（歯科用シタネストーオクタプレシン®）に血管収縮薬として含有されているフェリプレシンは分娩促進作用を有するため，使用しない（金子　譲, 大曽根洋. 歯科局所麻酔ハンドブック. 日本歯科評論別冊, 日本歯科評論社, 1991, p.94, p.100）．他の市販の局所麻酔カートリッジの使用に問題なし．

表面麻酔は作用させる粘膜（歯肉）面を十分に乾燥し，麻酔薬の拡散に注意する．

II 妊婦の歯科治療

● 抜歯時の注意事項

妊娠期間中は，原則として抜歯をしない． 他の処置で産褥後まで延ばす．

ただし，炎症を繰り返し，そのたびに対症療法をおこなうような症例では，抜歯が必要である．あえて，抜歯をおこなうとしたら，妊娠5〜7か月（妊娠中期）におこなう．

● 歯冠周囲炎（智歯周囲炎）治療時の注意事項

今回初めてか，以前から繰り返しているか．繰り返している場合は，周囲歯肉に慢性炎症が存在していることが多い．したがって，慢性炎症が急性化したと推察でき，歯肉嚢の拡大が認められる．上顎・下顎智歯周囲炎ともに，炎症の拡大に注意する．

症状：開口障害，嚥下痛，嚥下障害．周囲歯肉・歯冠を覆う軟組織の発赤・腫脹・疼痛．

同部は圧痛があり，触診により炎症範囲を特定できる．顎下リンパ節の腫脹・圧痛．食事・水分摂取の状態にも注意する．

抗菌薬として，セフェム系，ペニシリン系を選択．
歯肉嚢内を機械的に清掃し，残渣を除去後，消毒する．

少量の膿を認めても，明らかな膿瘍形成がなければ，切開排膿処置の必要はない．

再発時の注意として，症状を自覚したら我慢せず，すぐ来院するように指示する．

炎症の初期では，抗菌薬を投与せずに歯肉嚢内の機械的清掃・消毒で治癒する可能性があるが，炎症が進行すると抗菌薬の使用量が増加し，さらに，切開排膿処置が必要となることを説明する．

04 妊婦の生理学的特性

知っておきたい妊婦の生理学的特性

妊婦を理解しスムーズな対応をするために，以下のことを知っておきたい．

❶ 皮膚

①顔面皮膚の色素沈着
妊娠早期から見られ徐々に増強する妊娠雀斑（じゃくはん）とよばれる小斑点状・小斑文状の色素沈着．出産後消失する．

②浮腫傾向
妊娠時の皮下組織は浮腫傾向にある．

❷ 消化器

①つわり（妊娠嘔吐）
妊娠初期に見られる生理的消化器症状．食欲不振，悪心，嘔吐，嗜好の変化，胸焼け，唾液分泌過多．妊娠2か月半ばから6〜8週間続き，4か月には自然消失．一般に初妊婦に多いが，つわりの程度は個人差が大きい．

❸ 循環系

①血液の変化
母体の全血液量は，妊娠初期から胎盤血行を維持するため増加し，妊娠34週頃最高となる．分娩後，4〜6週で妊娠以前にもどる．特徴的な所見は，血漿成分の多い水血症の状態（血漿＞赤血球）．妊娠末期では，赤血球数，ヘモグロビン値，ヘマトクリット値は低下．自己の赤血球酸性増加・胎児への鉄供給に鉄の需要が増加し，妊婦は鉄欠乏状態になりやすい．白血球数も増加する．

②血液凝固性

妊娠6か月頃からフィブリノーゲン量，血小板，凝固因子（Ⅱ，Ⅶ，Ⅷ，Ⅸ，Ⅹ因子）が徐々に増加し，血液凝固能は亢進する．線溶系は，抑制状態にある．したがって，妊娠は軽度のDIC（播種性血管内凝固症候群）とみなす見解もある．

DIC：血管壁の障害，凝固促進因子の侵入などで，凝固因子が活性化し，全身の小血管に多数の血栓が生ずる．凝固因子，血小板が消費され，減少し，出血傾向を示す．

③心臓

循環血流量の増加，胎盤循環の維持，全身の代謝亢進に伴う酸素消費量の増大に対応するため，心臓の活動は亢進．心拍出量／分は妊娠4か月から増加し，妊娠30～34週に最高となり（心臓の負担は最大），その後やや減少する．心拍数は徐々に増加するが，約80回／分程度．

④血圧

血圧の著変はない．

⑤仰臥位低血圧症候群

妊娠末期の妊婦が仰臥位で血圧下降，悪心，嘔吐，冷汗，顔面蒼白，呼吸困難などを起こす．増大した妊娠子宮が下大動脈を圧迫し静脈還流血流量が減少するため，側臥位への体位変換ですぐに回復．仰臥位を避ける．

❹ 呼吸器

妊娠子宮により横隔膜は挙上され胸郭は横に拡大するが，肺活量の変化はない．呼吸数は増加し呼吸は深く胸式呼吸となる（非妊娠時：腹式呼吸）．換気の効率は上昇する．とくに，妊娠末期では，過換気の状態にある．

❺ 泌尿器

頻尿が見られる．糸球体濾過値，腎血漿流量は増加．

❻ 精神神経系

妊娠に対する不安や体調の変化により，情緒不安定で内向的になる．特に妊娠前半期の初妊婦に著明．次第に母性となる自覚を認識し，妊娠性変化への適応が成立する妊娠後半期には安定した精神状態となる．

❼ 免疫系

感染や非自己抗原に対する免疫能は変化しない．

❽ 手根管症候群

妊娠後期の妊婦の5％に見られる．正中神経が手根管内で圧迫され手掌や指に痛み・しびれが生じる．歯科治療には影響はない．

妊婦の合併症に関する用語

❶ 頚管無力症
妊娠中期に生じる合併症で，子宮口が開き流産や早産の原因となる．自覚症状が乏しく多くは超音波検査で発見される．

❷ 子宮後屈
子宮が後方に湾曲している状態（通常は前方）の総称で，通常は疾患に含まれない．

❸ 子宮外妊娠
子宮腔以外に受精卵が着床し発育する妊娠の総称である．

❹ 切迫早産
妊娠22週～37週未満の期間で，早産の危険性が高い状態である．診断されると，早産防止のため入院加療となる．

❺ 前置胎盤
胎盤が子宮口をふさいでいる状態で，早産防止のため入院加療となる．感染や非自己抗原に対する免疫能は変化しない．

❻ 妊娠悪阻
日常生活が困難な強いつわり症状で，頻繁の嘔吐，水分摂取困難，体重減少等が見られる．水分補給，栄養管理のため入院加療となる．

❼ 妊娠高血圧症候群
妊娠中毒症の名称が妊娠高血圧症候群に変更された．症状は，妊娠後に生じる高血圧、尿蛋白である．

❽ 浮腫
妊娠後期に多く見られ，指輪がきつくなる，顔がむくむなどが一般的症状である．出産までの体重増加に伴う血液量増加に起因している．妊娠28週未満で浮腫が発生した妊婦の3分の1は妊娠高血圧症候群を合併している．

❾ 不正出血
生理時以外の性器からの出血の総称である．日常臨床で使用されている用語である．

❿ 胞状奇胎
受精卵から胎盤になる絨毛（じゅうもう）組織が正常発育せず嚢胞化する疾患である．

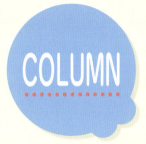

歯周病と早産による低体重児の出産

　歯周病に関わる7種類の歯周病菌が歯の根部に歯肉との間にプラークを作り生体と反応している間に生体がTNFやIL1（共にサイトカインの一種）を作って血中に流れていきます．

　歯周病になるとそれを防ごうとして免疫機能が働きます．つまり歯周組織の中で歯周病菌と免疫機能との間で激しい戦いが行われます．免疫機能はサイトカインを作り出して炎症を抑えようとします．そのサイトカインが歯肉の血管から体内に流れ込み子宮に到達して子宮を刺激して早期の出産を促してしまうのではないかと考えられているのです．これが歯周病で早産を引き起こすメカニズムで，歯周病に罹患している場合，そのリスクは実に7倍ともいわれ，タバコやアルコール，高齢出産などよりもはるかに高い数字なのです．

05 妊婦に見られる口腔疾患

　妊婦に見られる妊娠性歯肉炎・妊娠性エプーリスは，女性ホルモン（エストロゲン，プロゲストロン）の影響（歯肉毛細血管系の増殖）とともにプラークなどの刺激によると考えられており，口腔清掃状態の不良が誘因となり局所刺激が強く関連している．ブラッシング・歯肉マッサージを含む口腔衛生指導を絶えずおこない，予防に努める．

　妊娠中はつわり・身重（みおも）のためブラッシングが不十分になりがちで，さらに歯肉出血を伴いやすいことも歯ブラシの使用を避けさせるので，歯肉炎を増悪させる悪循環となる．

妊娠中のストレスが胎児におよぼす影響

　妊娠中のストレスは，流産，早産，低出生体重児のリスクの増加，さらに新生児の成長後の精神的疾患にまで関与している可能性が報告されている．したがって，歯科医には，妊婦の口腔疾患によるストレスを軽減する重要な職責がある．

Ⅱ 妊婦の歯科治療

● 健全歯の疼痛

妊娠時,健全歯に疼痛を訴えることがあり,妊婦性歯痛と呼ばれている.歯髄充血による内圧亢進により,食事の時やブラッシング時に多数歯に疼痛を自覚する.通常,妊娠5〜6か月で自然消失する.

治療 疼痛に対するインフォームドコンセントを十分にとり,鎮痛薬の使用は可能な限り避ける.

● 妊娠性歯肉炎

妊娠が原因のような印象をうけるが,以前から存在する歯肉炎が女性ホルモンの増加によって修飾され増悪したものと考えられている.

約30％の発生頻度.妊娠2か月頃から発症する症例が多い.歯肉のうっ血・充血・浮腫性腫脹が見られる.初回妊娠に多い.分娩後にやや回復.妊娠前から歯肉炎がある妊婦は増悪傾向が強い.

治療 ブラッシング指導をまずおこなう.歯肉出血に対する配慮として,チャーターズ法・スティルマン法(歯ブラシの脇腹を使用)をおこない,フロス,ラバーチップも併用.プラークコントロール,歯肉マッサージによって,歯肉炎がある程度改善されたら,スケーリング・ルートプレーニングをおこなう.

妊娠性エプーリス

　妊娠腫・妊娠性肉芽腫ともよばれている．約1％の発生頻度．妊娠3か月頃から発症．弾性軟（比較的柔らかい），毛細血管に富んでいるため易出血性（血管腫性エプーリス・肉芽腫性エプーリスと類似）．他のエプーリスと同様に歯間乳頭部に限局し，広基性あるいは有茎性である．表面は平滑あるいは凹凸．対合歯・食物などの接触により，表面に潰瘍・びらん・圧痕が見られる症例もある．徐々に増大し，妊娠後期に最大となる．出産後縮小あるいは自然消失する症例もあるので，出産後の観察も必要．

> **治療**　初期の症例では，プラークコントロール等での口腔衛生状態の改善に努める．舌，指でエプーリスを圧迫することを禁止し，刺激を与えないようにする．増大速度が速く咀嚼障害となる症例は切除術を施行．妊娠期間中に再発する症例もある．切除した組織は病理組織検査．妊婦によく見られる症例で心配ないことを告げる．"腫瘍"という表現は，必要以上の不安をもたらすので使用しない．

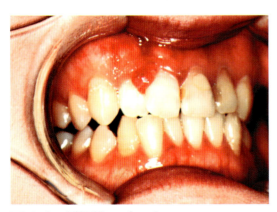
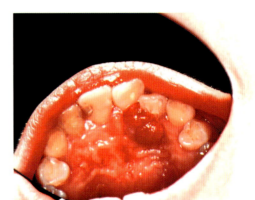

図 2-3　妊娠性エプーリス

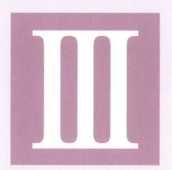

産婦人科医との連携

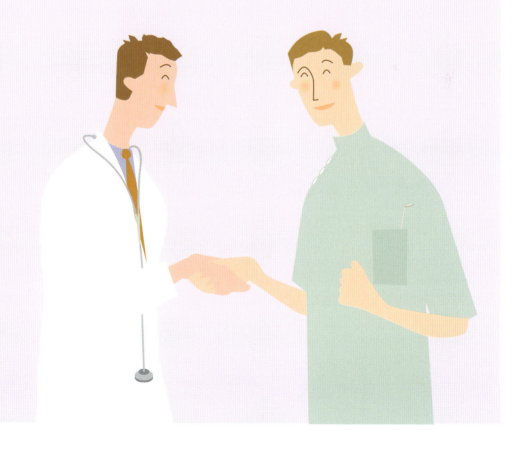

01 歯科医への受診経路

妊婦の歯科診療において，婦人科医とのコンタクトは必要不可欠である．そこでここでは，受診経路，産婦人科医へのコンタクトを含めた歯科診療の流れを整理した．

● 産婦人科医からの紹介

❶ 産婦人科医が歯科医の受診を指示

紹介状
↓
歯科処置
↓
産婦人科医に処置の報告
（郵送あるいは次回受診日）

❷ 産婦人科医が歯科医の受診指示・処置まで決定

紹介状
↓
①産婦人科医の指示した処置が適切 → 歯科処置あるいは応急処置 → 産婦人科医に処置の報告（郵送あるいは次回受診日）

②産婦人科医の指示した処置が不適切 → 処置を説明し，適切な処置をおこなう* → 産婦人科医に処置の報告（郵送あるいは次回受診日）

＊産婦人科医を強く信頼している妊婦には，特に説明・理解が必要である．また，産婦人科医の悪口にならないような配慮をする．

Ⅲ 産婦人科医との連携

●歯科医を直接受診

① 産婦人科医に相談なし

- 応急処置
  ↓
- 産婦人科医へ照会状
  ↓
- 産婦人科医からの返事
  (母子健康手帳)
  ↓
- 歯科処置
  ↓
- 産婦人科医に処置の報告
  (郵送あるいは次回受診日)

② 本人の申告により妊娠の可能性あり

- 応急処置
  ↓
- 産婦人科医の受診指示
  ↓
- 産婦人科医からの返事
  (母子健康手帳)
  ↓
- 歯科処置
  ↓
- 産婦人科医に処置の報告
  (郵送あるいは次回受診日)

02 産婦人科医との連携

担当している女性診療科医・産婦人科医に照会状を必ず書く．情報提供料を算定できる．伝えるべき情報と，歯科医が何を知りたいかを簡潔に書く．

● 照会状に必要な内容事項

歯科医 ➡ 産婦人科医

❶ 病名：正式な病名，およびその疾患を歯科専門用語以外の理解しやすい言葉で説明
❷ 症状：疼痛・腫脹など．それらによるストレス（強弱）
❸ 処置の緊急性
❹ 具体的な治療内容を歯科専門用語以外の理解しやすい言葉で説明．ベストの処置以外の処置があれば記載する
❺ その治療をしないと疾患がどうなるか
❻ 使用予定薬物

産婦人科医 ➡ 歯科医

❶ 産婦人科医からの歯科治療に対する可否
❷ 現在の妊婦の状態および注意すべき所見の教授
❸ 歯科治療に対する注意点の教授
❹ その他

III 産婦人科医との連携

照会状の例

診療情報提供書

_____ 病院・診療所　　　平成　　年　　月　　日

　　　　　　　　　　　先生 御侍史　　　〇〇〇〇歯科医院
　　　　　　　　　　　　　　　　　　　　〒000-0000　〇〇市〇〇町〇-〇-〇
　　　　　　　　　　　　　　　　　　　　TEL 000-000-0000

　　　　　　　　　　　　　　　　　　　　　　　　　　　　　㊞

患者氏名			性別	男・女
生年月日	明・大・昭・平	年　月　日生	年齢	歳

【傷病名】
　急性下顎智歯周囲炎。右下顎智歯部歯肉の急性炎症

【紹介目的】
　歯科治療に対する注意すべき所見・診療の可否等のご教授

【既往歴及び家族歴】
　　なし

【症状・治療経過及び検査結果】
　本日、右下顎智歯部歯肉の急性炎症にて来院。歯肉の軽度腫脹・自発痛・嚥下痛があります。放置すると、炎症は口底・咽頭部へ拡大し膿瘍形成します。妊娠以前より同部の炎症を4回繰り返しております。再発を考慮し、処置は、消炎処置後、局所麻酔下で智歯の抜歯を予定しています（2％キシロカイン、8万分の1アドレナリン含有、1.8ml）。抜歯不可の場合、周囲歯肉の切除を同麻酔下（1ml）にて施行予定です。抜歯処置の可否および注意すべき所見等をご教授ください。お忙しいところ、よろしくお願いいたします。

【現在の処方】
　フロモックス　300mg／1日　ナイキサン　200mg／1回

【備考】

（注）必要がある場合は画像診断のフィルム、検査の記録を添付してください。

COLUMN　あなたならどうします？−1

　患者が器質的疾患を有している場合，内科医との連携で歯科小手術をおこなうことが多い．抗凝固薬など患者がふだん服用している薬物を減量する場合が多いが，最近話題になっていることが2, 3ある．

　歯科医が細かいことを気にしすぎるのか，医師がそこまで答えなくても歯科医が十分熟知していると考えるのか明らかでないが，医師からの回答が不親切なことがある．例えば，歯科用局所麻酔薬の2％リドカイン（8万分の1アドレナリン）を使用して小手術をしたいがどうかと問うと，「（医科で処方している）○○は服用を止めさせる．麻酔薬は何を使っても差し支えない」などという答えが返ってくることがある．

　○○を急に止めたらまずいのでは……と，今度は心配する．○○の服用の中止は医師から指示して欲しいとも思う．複雑な心境で患者さんと向かい合わなければならない．○○の服用を中止していて，目の前で何か起こらないだろうか，起こったらどのように処置すべきか．悩みは尽きない．

　医科で使っている薬物を十分知って治療にあたらないと，時として大きな間違いをすることになる．医科で使っている薬物に加えて歯科で使う薬物を知らなければならないから，歯科医の役目はかえって重くなっているといえるだろう．

　ところで困ることは，薬物が日々新しくなるということであろう．歯科医師会などでも，新しい医療用薬物が出ると，歯科での注意点を知らせるようにしていることが多い．自分自身の情報のアンテナも高くしておかなければならない．

IV
授乳婦の歯科治療

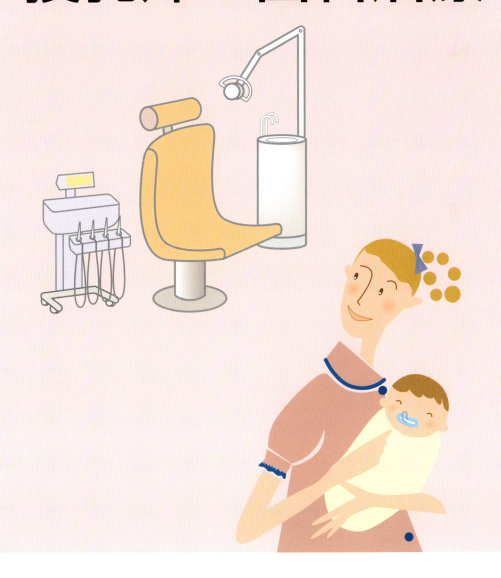

01 出産婦の歯科治療のポイント

● 出産婦の歯科治療のポイント

　出産婦には，育児・授乳・産後の母体の回復の3つの側面がある．出産婦の歯科治療のために，以下のことを知っておきたい．

ポイント1
妊娠中ばかりでなく出産婦の場合も，出産後担当している女性診療科・産婦人科医に照会状を必ず書く．

ポイント2
母子健康手帳に"出産後の母体の経過"が記入されている（産後5日，1か月経過）．産後の回復が良好な場合でも，1か月の診察を受けている．目安として，産褥後（分娩後6～8週間以後）は通常の処置が可能．

ポイント3
授乳婦から必ず受ける質問として，"授乳中だが薬を飲んでだいじょうぶか"がある．母乳に移行の少ない薬物を選択．母子健康手帳の"妊娠中と産後の歯の状態"に記録する．口腔診査の許可を得て，同時に記録する．

Ⅳ 授乳婦の歯科治療

出産に関する用語

❶ 産褥（さんじょく）
妊娠前の状態に復帰するまでの期間．分娩後6〜8週間．

❷ 悪露（おろ）
産褥期に見られる性器分泌物．1か月以内に消失．

❸ 新生児
生後28日まで．

❹ 育児
育児に対する負担・不安などで精神・肉体的に疲労している．さらに，子供の夜泣きなどによって，育児ノイローゼ傾向もある．疼痛，腫脹などの強い自覚症状がないと来院しない傾向にある．

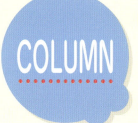

あなたなら どうします？-2

　ある日，開業医さんから電話があった．《生後2か月の乳児をかかえる母親の抜歯をすることになったが，その際使用する薬物（局所麻酔薬）について母親が心配している．どのように説明すべきか．》という内容であった．

　一般的に考えて，抜歯をする程度の局所麻酔薬の使用は，その母親から授乳されている子どもにとって影響はないと考えられる．しかしながら，その心配を口にする母親を，ただ「だいじょうぶ」といって事をすませるには，時代が進みすぎた感じがする．それだけの説明では納得しない母親が増えているのである．電話の向こうのドクターは，たぶん懸命に説明を試みたであろうし，彼の言うことが間違っているとは思えない．

　どうしても心配だったら，局所麻酔薬投与後4,5時間は授乳しないように言えばよいだろうし，それでもまだ心配ならば，前もって搾乳し冷蔵庫に保存したものを与えることにし，抜歯当日の授乳をやめるようにしたらどうかと答えておいた．

　2日後にドクターから手紙をいただいた．「…．患者さんに説明しましたところ，非常に安心されました．今日は下顎左側第一大臼歯に鎮静処置をおこない，後日，お教えいただきましたように，母乳をストックしておき，2％キシロカインの浸潤麻酔下での抜歯という予定になりました．お陰様で，インフォームドコンセントを実践することができました…」．

　一般の方のデンタルIQは上がる一方であり，それにつれて細かなことまで心配する方も増加の一途をたどっている．「私が言うのだからだいじょうぶ」という言葉の適用する範囲が，ますます狭くなってきている．

V 授乳婦の薬物療法

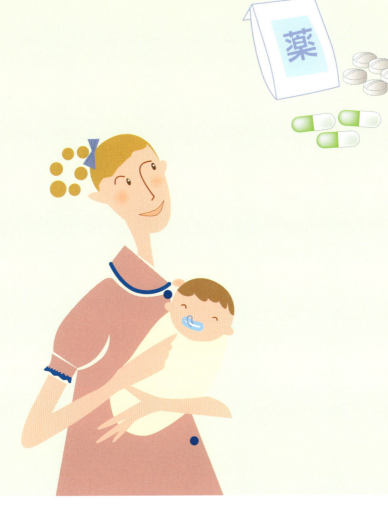

01 母乳中への薬物の移行（M／P比）

　歯科適応症のある薬物の母乳中への移行について，入手可能なデータをもとに，M／P比（M：母乳中濃度，P：血漿中濃度）および母親の用量（投薬量）に対する乳児用量（母乳中から乳児に移行した量）を表5-1に示した．
　M／P比が大きいほど母乳中濃度が高くなり，好ましいとはいえない．
　（表中，同一薬物で異なったM／P比が示されているのは，出典の違いである．）

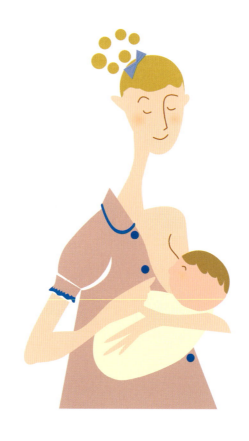

V 授乳婦の薬物療法

表5-1 薬物のM／P比と乳児用量（母乳中から乳児に移行した量）

薬物群	系	薬物名	M／P比	乳児用量（母親用量に対する％）
抗菌薬	ペニシリン系	アモキシシリン水和物	0.2 － 0.4	0.7
			0.014, 0.013 0.043	0.25 － 0.5
		アンピシリン水和物	0.37 0.2	0.5, 0.8
		バカンピシリン塩酸塩	0.2	
	セフェム系	セファレキシン	0.14 0.09 0.008, 0.021, 0.14	0.5 － 1.2
		セファクロル	0.1 － 0.14	0.7
		セフジニル	－	－
		セフロキシムアキセチル	－	－
		セフテラムピボキシル	－	－
		セフポドキシムプロキセチル	0.01	－
		セフジトレンピボキシル	－	－
		セフカペンピボキシル塩酸塩水和物		
		セフトリアキソンナトリウム	0.03 － 0.04	0.5
		セフメタゾールトリウム		
	ペネム系	ファロペネムナトリウム水和物	－	
	テトラサイクリン系	テトラサイクリン塩酸塩	0.58 0.6 － 0.8 0.25 － 1.5 0.2 － 1.5	4.8
		ミノサイクリン塩酸塩	0.04 － 0.15 0.18 － 0.32	3.6
		ドキシサイクリン塩酸塩水和物	0.3 － 0.4	6

薬物群	系	薬物名	M／P比	乳児用量（母親用量に対する%）
抗菌薬	マクロライド系	エリスロマイシン	0.9 − 1.4	2.1
			0.41	
			0.02 − 1.6	
			0.5	
		エリスロマイシンステアリン酸塩	0.9 − 1.4	
		ミデカマイシン酢酸エステル	0.7 − 4.0	
		ミデカマイシン	0.75	
		クラリスロマイシン	0.25, 0.4	1.8, 2.0
		ジョサマイシン	0.7 − 4.0	
			0.25 − 0.33	
		ロキタマイシン		
		ロキシスロマイシン	0.04	
		アジスロマイシン水和物	−	−
	リンコマイシン系	クリンダマイシン塩酸塩	0.12	1 − 2.5
			0.1 − 3	2.8, 5.4
	ケトライド系	テリスロマイシン	1.0 − 1.7	
	ニューキノロン系	オフロキサシン	1.0 − 1.7	−
		スパルフロキサシン	3.0	−
		トスフロキサシントシル酸塩水和物	−	
		ロメフロキサシン塩酸塩	−	−
		シタフロキサシン水和物		
		レボフロキサシン水和物	−	2.0
	クロラムフェニコール系	クロラムフェニコール	0.51, 0.61	−
			0.05 − 0.73	
		クロラムフェニコールコハク酸エステルナトリウム		
	カルバペネム系	パニペネム・ベタミプロン		
		メロペネム三水和物		−
		ドリペネム水和物		
	アミノグリコシド系	ゲンタマイシン硫酸塩	0.17	2.2
		カナマイシン硫酸塩	0.05 − 0.40	
		リボスタマイシン硫酸塩		
抗真菌薬	イミダゾール系	ミコナゾール	3.4 − 5.4	−
		クロトリマゾール	−	−
	トリアゾール系	イトラコナゾール		
抗ウィルス薬		アシクロビル	−	1.1 − 1.2

V 授乳婦の薬物療法

薬物群	系	薬物名	M／P比	乳児用量（母親用量に対する%）
非ステロイド性抗炎症薬	サリチル酸系	アスピリン	0.06, 0.3 0.03 − 1	2.2, 3.2, 10 9.4
		アスピリンダイアルミネート	−	
	アントラニル酸系	フルフェナム酸アルミニウム	0.016 0.02	
		メフェナム酸	− 0.13 − 0.25	0.3
	アニリン系	アセトアミノフェン	0.75 − 1.0 0.75 0.2 − 1.9 0.91 − 1.42 0.76	2.9 − 7.9 1.1（max1.8） 2.69
	アリール酢酸系	インドメタシン	0.1 − 1.5 0.07 − 0.37 0.06 − 1.48 0.37	< 1.0 0.5 − 3
		アセメタシン	0.07	
		ジクロフェナクナトリウム	−	1
		アンフェナクナトリウム	−	
		モフェゾラク	−	
		エトドラク		−
	プロピオン酸系	プラノプロフェン	0.92	
		イブプロフェン	0	< 0.6, 0.06
		フルルビプロフェン	0.92 0.01 − 0.92	< 0.5
		オキサプロジン		
		チアプロフェン酸		
		ナプロキセン	− 0.01	1.1, 2.2 − 2.8
		ロキソプロフェンナトリウム	−	
		ザルトプロフェン		
	オキシカム系	ピロキシカム	0.03 0.01	5 − 10 3.5（max6.3）
		アンピロキシカム		
		テノキシカム		
		ロルノキシカム	−	
	塩基性	エピリゾール		
		チアラミド塩酸塩	− 0.6	
		エモルファゾン		

薬物群	系	薬物名	M／P比	乳児用量（母親用量に対する%）
ステロイド性抗炎症薬		ヒドロコルチゾン酢酸エステル	―	
		コルチゾン酢酸エステル	―	―
		プレドニゾロン	0.08 － 0.12	0.26
		メチルプレドニゾロン		
		デキサメタゾン	―	―
		ベタメタゾンリン酸エステル	―	―
		トリアムシノロンアセトニド	―	―
局所麻酔薬	エステル型	プロカイン塩酸塩		―
		テトラカイン塩酸塩		―
		アミノ安息香酸エチル		
	アミド型	リドカイン塩酸塩	0.3	0.9
		メピバカイン塩酸塩		―
		プロピトカイン塩酸塩		―
		ブピバカイン塩酸塩水和物	0.125	
消毒薬		ポビドンヨード	6.25	
		パラホルムアルデヒド		
		クロルヘキシジン		
		塩化ベンザルコニウム		
その他		エタノール（アルコール）	0.8 － 0.9 0.9	3 － 4 19.5
		カフェイン	0.9 － 1.0 0.5 － 0.6 0.5-0.76	9.6 0.6 － 21.0 7
		ニコチン	2.92	― 1.9
		モルヒネ	1.0 － 4.0 0.23 － 5.07	
		フェニトイン	0.2 0.06 － 0.50	3.0 － 7.2 0.5 － 8
		フェノバルビタール	0.5 0.4 － 0.6 0.459	23 － 156
		カルバマゼピン	0.7 0.24 － 0.69 0.12 － 0.7 0.6	
		ジアゼパム	0.16, 0.2 0.2 － 0.7	2.0 － 2.3

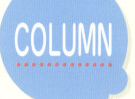# 環境ホルモンの話

　歯科用材料の中に環境ホルモンが含まれるということが話題になって久しい．
　実際調べてみると，2, 3の物質がそれに該当することがわかった．話題になっている環境ホルモンは女性ホルモンの性質を持つもので，この物質の過剰摂取により男性の女性化が見られるということである．BBC放送で特集されたのをきっかけに広く注目を集めたことは記憶に新しいと思う．いわゆる先進国の出生率の低下が，これに関係しているのではないかというのが，BBC放送の特集の主眼であったように記憶している．
　歯科材料の中で環境ホルモンとみなされるものに，コンポジットレジン中に含まれるビスフェノールA，義歯の裏装材に含まれるフタル酸ジブチルエステル，ブラケットなどの材料のポリカーボネート（分解してビスフェノールAを生じる）などがある．
　ビスフェノールAについてみると，缶のコーティングから溶出するそれと比較して，コンポジットレジンから溶出するものは1／100程度で，比較にならないほど少量であるといわれている．したがって，缶入り清涼飲料水とか缶詰を食するほうがはるかに多量の環境ホルモンを摂取することになる．ポリカーボネート材料の使用頻度は低下しており，これも問題から外れるであろう．フタル酸ジブチルエステルはエストロゲン（女性ホルモン）の1／10,000程度の活性しかなく，あまり問題にされない．
　ということは，歯科材料で環境ホルモンをあまり気にすることはなさそうだが，ないに越したことはない．

02 母乳中の薬物の乳児への影響

かつて聴いたことのある，懐かしい母親の鼓動を確認しながらお乳を飲むということは，乳児にとって至福の時であり，最も安心する時でもある．乳児には，心から安心できる母乳をあげたいものだ（表5-2）．

表5-2 授乳婦に対する薬物の注意事項

注意事項1　授乳婦へは投与しないこと

薬物　ロメフロキサシン塩酸塩

注意事項2　授乳中の婦人には投与しないことが望ましいが，やむを得ず投与する場合には授乳を中止させること

薬物　アンピシリン水和物，バカンピシリン塩酸塩，テトラサイクリン塩酸塩，ミノサイクリン塩酸塩，ドキシサイクリン塩酸塩水和物，ロキシスロマイシン，パニペネム・ベタミプロン，エトドラク，イブプロフェン，フルルビプロフェン，ロキソプロフェンナトリウム，エモルファゾン

注意事項3　（やむを得ず投与する場合）授乳婦へ投与する場合は授乳を中止させること

薬物　セファクロル，アジスロマイシン水和物，トスフロキサシントシル酸塩水和物，スパルフロキサシン，フルフェナム酸アルミニウム，メフェナム酸，アセメタシン，ロルノキシカム，コルチゾン酢酸エステル

注意事項4　授乳中の婦人には投与しないことが望ましいが，やむを得ず投与する場合には授乳をさけさせること

薬物　アモキシシリン水和物，クリンダマイシン塩酸塩，フレロキサシン，ガチフロキサシン，クロトリマゾール，ミコナゾール，オキサプロジン，チアプロフェン酸，アルミノプロフェン，ザルトプロフェン，チアラミド塩酸塩

Ⅴ 授乳婦の薬物療法

注意事項 5 授乳婦へ投与する場合は授乳をさけること

薬物 セフポドキシムプロキセチル，ファロペネムナトリウム水和物，エリスロマイシン，エリスロマイシンステアリン酸エステル，ジョサマイシン，クラリスロマイシン，テリスロマイシン，オフロキサシン，ロメフロキサシン塩酸塩，シタフロキサシン水和物，レボフロキサシン水和物，メロペネム三水和物，トリペネム水和物，イトラコナゾール，アシクロビル，アセトアミノフェン，アスピリン，インドメタシン，ジクロフェナクナトリウム，アンフェナクナトリウム，モフェゾラク，ナプロキセン，エピリゾール，トリアムシノロンアセトニド，プレドニゾロン，ヒドロコルチゾン酢酸エステル，ベタメタゾンリン酸エステル，メチルプレドニゾロン

注意事項 6 授乳婦へ投与する場合は授乳をさけることが望ましい

薬物 セファクロル

注意事項 7 授乳婦へ投与する場合は慎重に投与すること（注意すること）

薬物 セフロキシムアキセチル，クロラムフェニコール，セフトリアキソンナトリウム

注意事項 8 授乳婦に対する注意はない

薬物 セファレキシン，セフジニル，セフテラムピボキシル，セフジトレンピボキシル，セフカペンピボキシル塩酸塩水和物，ロキタマイシン，アスポキシシリン水和物，セフメタゾールナトリウム，ベカナマイシン硫酸塩，リボスタマイシン硫酸塩，ヒノポロン，ポビドンヨード，プラノプロフェン，立効散，リドカイン塩酸塩・アドレナリン，メピバカイン塩酸塩，プロピトカイン塩酸塩・フェリプレシン，プロカイン塩酸塩，ブピバカイン塩酸塩水和物，アミノ安息香酸エチル，テトラカイン塩酸塩

注意事項 9 治療量では安全と考えられる

薬物 ジフェンヒドラミン塩酸塩

03 乳児に安全な母親の歯科処方

　乳児に安全な母親の歯科処方は，M／P比の小さいこと（血中濃度が高くても母乳中濃度は低い；55ページ，表5-1），乳児に比較的安全で特異的な副作用の認められないものが基準であろう．例としていくつか上げてみた．これらとて100％の安全を保障できるものでないことは，あらかじめお断りしておきたい．

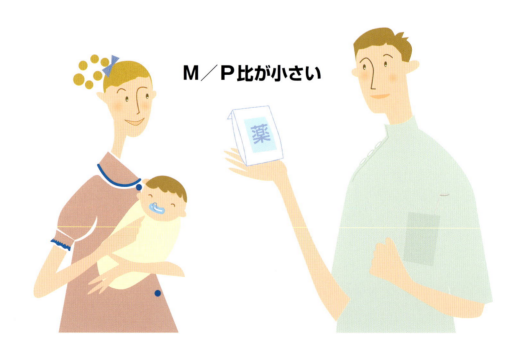

M／P比が小さい

歯周組織炎・歯冠周囲炎・顎炎

❶ メイアクトMS錠100mg　1回1錠　1日3回　朝昼夕食後　3日分
カロナール錠300mg　1回1錠　1日3回　朝昼夕食後　3日分

　カロナール錠300mgは頓用としてもよい．

❷ トミロン錠100mg　1回1錠　1日3回　朝昼夕食後　3日分
カロナール錠300mg　1回1錠　1日3回　朝昼夕食後　3日分

　カロナール錠300mgは頓用としてもよい．

❸ セフゾンカプセル100mg　1回1カプセル　1日3回　朝昼夕食後　3日分
カロナール錠300mg　1回1錠　1日3回　朝昼夕食後　3日分

　カロナール錠300mgは頓用としてもよい．

Ⅴ　授乳婦の薬物療法

蜂巣炎(蜂窩織炎)

　古くから使われている抗菌薬には経口投与の可能なものもあるが,新しく疾患群を4群に分けた適応症の分類では,本疾患に使用できるものはすべて注射剤である.すなわち,本疾患になると経口投与では効きにくいことが明らかになったと考えてもよい.これら注射剤はすべて妊婦のみならず,授乳婦,新生児,乳児に対する安全性は確立されていないので,リスクと必要性を十分に検討して投与すべきである.

❶ セフメタゾン静注用　1回1g（または0.5g）　1日2回　朝夕

❷ ロセフィン静注用　1回1g　1日2回　朝夕

Ⅴ 授乳婦の薬物療法

● 歯痛

基本的には投与しないことが望ましい.

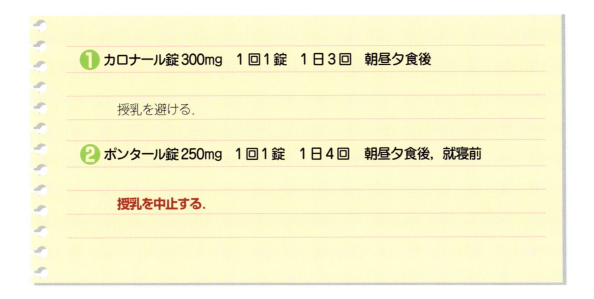

❶ カロナール錠300mg　1回1錠　1日3回　朝昼夕食後

授乳を避ける.

❷ ポンタール錠250mg　1回1錠　1日4回　朝昼夕食後, 就寝前

授乳を中止する.

表 5-3 授乳婦に対する薬物投与の安全性

薬物名 (一般名)	薬物分類	添付文書	Medictions and Mother's Milk[a]	妊娠と授乳[c]	本書の提案
アシクロビル	抗ウイルス薬	本剤投与中は授乳を避けさせる	L2	安全	本剤投与中は授乳を避けさせる
アジスロマイシン	抗菌薬	止むを得ず投与する場合は授乳を中止する	L2	安全	止むを得ず投与する場合は授乳を中止する
アスピリン	鎮痛解熱抗炎症薬	本剤投与中は授乳を避けさせる	L3	—	本剤投与中は授乳を避けさせる
アスピリンダイアルミネート	鎮痛解熱抗炎症薬	本剤投与中は授乳を避けさせる	L3	—	本剤投与中は授乳を避けさせる
アセトアミノフェン	鎮痛解熱抗炎症薬	—	L1	安全	○
アセメタシン	鎮痛解熱抗炎症薬	授乳を中止させること			授乳を中止させること
アミカシン硫酸塩	抗菌薬	—	L2	安全	止むを得ず投与する場合は授乳を中止する
アミノ安息香酸エチル	局所麻酔薬	—			○
アミノ安息香酸エチル塩酸パラブチルアミノ安息香酸ジエチルアミノエチル	局所麻酔薬	—			○
アミノ安息香酸エチルテトラカイン塩酸塩ジブカイン塩酸塩ホモスルファミン	局所麻酔薬	—			止むを得ず投与する場合は授乳を中止する
アモキシシリン水和物	抗菌薬	—	L1	安全	○
アンピシリン水和物	抗菌薬	止むを得ず投与する場合は授乳を中止する	L1	安全	○
アンフェナクナトリウム	鎮痛解熱抗炎症薬	本剤投与中は授乳を避けさせる			本剤投与中は授乳を避けさせる
イセパマイシン	抗菌薬	—			止むを得ず投与する場合は授乳を中止する
イトラコナゾール	抗真菌薬	本剤投与中は授乳を避けさせる	L2	—	本剤投与中は授乳を避けさせる
イミペネム・シラスタチンナトリウム	抗菌薬	本剤投与中は授乳を避けさせる	L2	安全	本剤投与中は授乳を避けさせる

Ⅴ 授乳婦の薬物療法

薬物名（一般名）	薬物分類	添付文書	Medications and Mother's Milk[a]	妊娠と授乳[c]	本書の提案
イブプロフェン	鎮痛解熱抗炎症薬	授乳を中止させること	L1	安全	授乳を中止させること
インドメタシン	鎮痛解熱抗炎症薬	本剤投与中は授乳を避けさせる	L3	安全	本剤投与中は授乳を避けさせる
エトドラク	鎮痛解熱抗炎症薬	授乳を中止させること	L3	安全	授乳を中止させること
エピジヒドロコレステリン テトラサイクリン塩酸塩	抗菌薬（口腔内外用）	本剤投与中は授乳を避けさせる			本剤投与中は授乳を避けさせる
エモルファゾン	鎮痛解熱抗炎症薬	本剤投与中は授乳を避けさせる	―	―	本剤投与中は授乳を避けさせる
エリスロマイシン	抗菌薬	本剤投与中は授乳を避けさせる	L3	安全	本剤投与中は授乳を避けさせる
エリスロマイシンステアリン酸塩	抗菌薬	本剤投与中は授乳を避けさせる	L3	安全	本剤投与中は授乳を避けさせる
オキサプロジン	鎮痛解熱抗炎症薬	本剤投与中は授乳を避けさせる			本剤投与中は授乳を避けさせる
オフロキサシン	抗菌薬	本剤投与中は授乳を避けさせる	L2	安全	本剤投与中は授乳を避けさせる
クラリスロマイシン	抗菌薬	本剤投与中は授乳を避けさせる	L1	安全	本剤投与中は授乳を避けさせる
クリンダマイシンリン酸エステル	抗菌薬	本剤投与中は授乳を避けさせる	L2	安全	本剤投与中は授乳を避けさせる
クロトリマゾール	抗真菌薬（口腔内外用）	本剤投与中は授乳を避けさせる	―	―	本剤投与中は授乳を避けさせる
クロラムフェニコール	抗菌薬	本剤投与中は授乳を避けさせる	L4	―	本剤投与中は授乳を避けさせる
クロラムフェニコールコハク酸エステルナトリウム	抗菌薬	本剤投与中は授乳を避けさせる	L4	―	本剤投与中は授乳を避けさせる
ゲンタマイシン硫酸塩	抗菌薬	止むを得ず投与する場合は授乳を中止する	L2	安全	止むを得ず投与する場合は授乳を中止する
ザルトプロフェン	鎮痛解熱抗炎症薬	本剤投与中は授乳を避けさせる	―	―	本剤投与中は授乳を避けさせる
ジクロフェナクナトリウム	鎮痛解熱抗炎症薬	本剤投与中は授乳を避けさせる	L2	安全	本剤投与中は授乳を避けさせる
シタフロキサシン	抗菌薬	本剤投与中は授乳を避けさせる	―	―	本剤投与中は授乳を避けさせる

薬物名（一般名）	薬物分類	添付文書	Medictions and Mother's Milk[a]	妊娠と授乳[c]	本書の提案
シプロフロキサシン	抗菌薬	本剤投与中は授乳を避けさせる	L3	安全	本剤投与中は授乳を避けさせる
ジベカシン	抗菌薬	－	－	安全	止むを得ず投与する場合は授乳を中止する
シメトリド無水カフェイン	鎮痛解熱抗炎症薬	－			本剤投与中は授乳を避けさせる
ジョサマイシン	抗菌薬	本剤投与中は授乳を避けさせる	－	安全	本剤投与中は授乳を避けさせる
スピラマイシン酢酸エステル	抗菌薬	本剤投与中は授乳を避けさせる	－	－	本剤投与中は授乳を避けさせる
セファクロル	抗菌薬	本剤投与中は授乳を避けさせる 止むを得ず投与する場合は授乳を中止する	L1	安全	本剤投与中は授乳を避けさせる 止むを得ず投与する場合は授乳を中止する
セファゾリン	抗菌薬	本剤投与中は授乳を避けさせる	L1	安全	本剤投与中は授乳を避けさせる
セファレキシン	抗菌薬	－	L1	安全	○
セファロチン	抗菌薬	－	－	－	○
セフェピム塩酸塩水和物	抗菌薬	本剤投与中は授乳を避けさせる	L2	安全	本剤投与中は授乳を避けさせる
セフォゾプラン	抗菌薬	－	－	－	△
セフォタキシム	抗菌薬	－	L2	安全	△
セフォチアム塩酸塩	抗菌薬	－	－	安全	△
セフォペラゾン	抗菌薬	本剤投与中は授乳を避けさせる	L2	安全	本剤投与中は授乳を避けさせる
セフカペンピボキシル	抗菌薬	－	－	安全	△
セフジニル	抗菌薬	－	L1	安全	○
セフトリアキソンナトリウム	抗菌薬	本剤投与中は授乳を避けさせる 止むを得ず投与する場合は授乳を中止する	L1	安全	本剤投与中は授乳を避けさせる 止むを得ず投与する場合は授乳を中止する
セフピロム	抗菌薬	止むを得ず投与する場合は授乳を中止する	－	－	止むを得ず投与する場合は授乳を中止する

V 授乳婦の薬物療法

薬物名 (一般名)	薬物分類	添付文書	Medictions and Mother's Milk[a]	妊娠と授乳[c]	本書の提案
セフポドキシム プロキセチル	抗菌薬	本剤投与中は授乳させない	L2	安全	本剤投与中は授乳させない
セフメタゾールナトリウム	抗菌薬	—	—	安全	△
セフメノキシム	抗菌薬	—	—	安全	△
セフロキシムアキセチル	抗菌薬	本剤投与中は授乳を避けさせる	L2	安全	本剤投与中は授乳を避けさせる
チアプロフェン酸	鎮痛解熱抗炎症薬	本剤投与中は授乳を避けさせる	—	—	本剤投与中は授乳を避けさせる
チアラミド塩酸塩	鎮痛解熱抗炎症薬	本剤投与中は授乳を避けさせる	—	—	本剤投与中は授乳を避けさせる
デキサメタゾン	ステロイド口腔内外用	本剤投与中は授乳を避けさせる			本剤投与中は授乳を避けさせる
テトラカイン塩酸塩	局所麻酔薬	—	—	—	△
テトラサイクリン塩酸塩	抗菌薬	止むを得ず投与する場合は授乳を中止する	L2	安全	止むを得ず投与する場合は授乳を中止する
デメチルクロルテトラサイクリン	抗菌薬	止むを得ず投与する場合は授乳を中止する	L3	—	止むを得ず投与する場合は授乳を中止する
ドキシサイクリン塩酸塩水和物	抗菌薬	止むを得ず投与する場合は授乳を中止する	L3	安全	止むを得ず投与する場合は授乳を中止する
トスフロキサシントシル酸塩水和物	抗菌薬	授乳を中止させること	—	—	授乳を中止させること
トブラマイシン	抗菌薬	—	L3	安全	止むを得ず投与する場合は授乳を中止する
トリアムシノロンアセトニド	ステロイド口腔内外用	—			△
ドリペネム水和物	抗菌薬	本剤投与中は授乳を避けさせる	L3	安全	本剤投与中は授乳を避けさせる
ナプロキセン	鎮痛解熱抗炎症薬	本剤投与中は授乳を避けさせる	L3/L4	安全	本剤投与中は授乳を避けさせる
バカンピシリン	抗菌薬	止むを得ず投与する場合は授乳を中止する	—	—	止むを得ず投与する場合は授乳を中止する

薬物名（一般名）	薬物分類	添付文書	Medications and Mother's Milk[a]	妊娠と授乳[c]	本書の提案
パニペネム・ベタミプロン	抗菌薬	止むを得ず投与する場合は授乳を中止する	—	安全	止むを得ず投与する場合は授乳を中止する
パラホルムアルデヒド	消毒薬口腔内局所	—			△
バンコマイシン塩酸塩	抗菌薬	止むを得ず投与する場合は授乳を中止する	L1	安全	止むを得ず投与する場合は授乳を中止する
ヒドロコルチゾン	ステロイド口腔内外用	—			△
ヒドロコルチゾンコハク酸エステルナトリウム	ステロイド	本剤投与中は授乳を避けさせる			本剤投与中は授乳を避けさせる
ヒドロコルチゾンオキシテトラサイクリン塩酸塩	ステロイド、抗菌薬口腔内外用	—			△
ヒノキチオールヒドロコルチゾン酢酸エステルアミノ安息香酸エチル	ステロイド口腔内外用	—			△
ファロペネムナトリウム	抗菌薬	本剤投与中は授乳を避けさせる	—	安全	本剤投与中は授乳を避けさせる
ブピバカイン塩酸塩水和物	局所麻酔薬	—	L2	—	△
プラノプロフェン	鎮痛解熱抗炎症薬	本剤投与中は授乳を避けさせる	—	—	△
フルフェナム酸アルミニウム	鎮痛解熱抗炎症薬	授乳を中止させること	—		授乳を中止させること
フルルビプロフェン	鎮痛解熱抗炎症薬	授乳を中止させること	L2	—	授乳を中止させること
プロカイン塩酸塩	局所麻酔薬	—	L3	—	△
プロピトカイン塩酸塩フェリプレシン	局所麻酔薬	—	—	—	△
フロモキセフ	抗菌薬	—	—	安全	△
ポビドンヨード	消毒薬口腔内局所	長期にわたる広範囲の使用を避ける			○（局所）

V 授乳婦の薬物療法

薬物名（一般名）	薬物分類	添付文書	Medictions and Mother's Milk[a]	妊娠と授乳[c]	本書の提案
ミコナゾール	抗真菌薬 口腔内外用	本剤投与中は授乳を避けさせる	L2	安全	本剤投与中は授乳を避けさせる
ミノサイクリン塩酸塩	抗菌薬	止むを得ず投与する場合は授乳を中止する	L3/L4	―	止むを得ず投与する場合は授乳を中止する
メピバカイン塩酸塩	局所麻酔薬	―	L3	―	△
メフェナム酸	鎮痛解熱抗炎症薬	授乳を中止させること	―	安全	授乳を中止させること
モキシフロキサシン	抗菌薬	止むを得ず投与する場合は授乳を中止する	L3	安全	止むを得ず投与する場合は授乳を中止する
モフェゾラク	鎮痛解熱抗炎症薬	授乳を中止させること	―	―	授乳を中止させること
立効散	鎮痛薬	―	―	―	○
リドカイン塩酸塩	局所麻酔薬	―	L2	―	○
リネゾリド	抗菌薬	止むを得ず投与する場合は授乳を中止する	L3	―	止むを得ず投与する場合は授乳を中止する
リボスタマイシン硫酸塩	抗菌薬	―	―	―	△
レボフロキサシン水和物	抗菌薬	本剤投与中は授乳を避けさせる	L3	安全	本剤投与中は授乳を避けさせる
ロキシスロマイシン	抗菌薬	止むを得ず投与する場合は授乳を中止する	―	安全	止むを得ず投与する場合は授乳を中止する
ロキソプロフェンナトリウム	鎮痛解熱抗炎症薬	止むを得ず投与する場合は授乳を中止する	―	安全	止むを得ず投与する場合は授乳を中止する
ロメフロキサシン塩酸塩	抗菌薬	本剤投与中は授乳を避けさせる	L3	安全	本剤投与中は授乳を避けさせる

a Medictions and Mother'sMilk：L1～L5 で評価し，L1 が最も安全．
b 妊娠と授乳

COLUMN インフルエンザパンデミック

　「インフルエンザパンデミック」という言葉がはやっている．週刊医学界新聞（医学書院，2812号，2009年1月5日）に国立感染症研究所感染症情報センター主任研究員大日康史先生が東北大学大学院医学研究科微生物分野教授押谷仁先生の監修のもと「インフルエンザパンデミック—Person trip data（実際のヒトの所在，移動のデータ）に基づいた感染拡大シミュレーション」について述べている．それによると，感染がかなりの勢いで全国的に拡がる様子が描かれている．感染3日後に帰国した患者（八王子市在住，JR中央線で丸の内に通勤）のシミュレーションでは，感染第8日（帰国後6日）には京阪神，福岡，中京地区への拡散が見られ，感染第14日（帰国後12日）には全国的な拡がりを見せるとされている．まことにタイムリーな企画だったと言える．

　新型インフルエンザ（豚インフルエンザウイルス，influenzaA：H1N1亜型）に関する話題は耳新しいが，発熱している患者が診察を断られるケースが我が国で増えているという．十分な設備のない病院，診療所では苦汁の選択を強いられることになっている．歯科医院ではインフルエンザに対する抗ウイルス薬を処方することはないので，他山の石とも見えるが，インフルエンザが流行している時期に歯科治療に訪れる感染した患者がいても少しもおかしくはない．どう対応するかは，普段から訓練しておかなければならない．また，インフルエンザの予防に対するIQの向上も重要な因子となる．IQが高いほど感染の拡がりも抑えられるであろう．大切なことは他人に移さないよう努めることで，感染源の唾液，痰等の飛散を防ぐために，くしゃみの仕方，咳の仕方にも工夫が必要である．

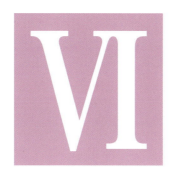

薬品名一覧

- 一般名優先
- 市販名優先
- 抗菌薬の安全性
- 抗炎症薬の安全性
- ステロイドの安全性
- 局所麻酔薬の安全性

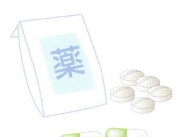

●一般名優先

カッコ内は販売会社

一般名	市販名
アシクロビル	アイラックス錠200mg／アイラックス錠400mg（辰巳化学）
	アクチオス錠200／アクチオス錠400／アクチオス顆粒40%（大洋薬品工業）
	アクチオス点滴静注用250mg（テバ製薬）
	アクチオス顆粒40%（日本ジェネリック-大洋薬品工業）
	アシクロビルDS80%「サワイ」／アシクロビル顆粒40%「サワイ」（沢井製薬）
	アシクロビルシロップ8%「タカタ」／アシクロビル顆粒40%「タカタ」（高田製薬）
	アシクロビル錠200mg「CH」／アシクロビル錠400mg「CH」／アシクロビル顆粒40%「JG」／アシクロビル顆粒40%「CH」（日本ジェネリック）
	アシクロビル錠200mg「サワイ」／アシクロビル錠400mg「サワイ」／アシクロビル点滴静注用250mg「サワイ」（沢井製薬）
	アシクロビル錠200mg「テバ」／アシクロビル錠400mg「テバ」／アシクロビル顆粒40%「CHOS」／アシピル内服ゼリー200mg（テバ製薬）
	アシクロビル錠200mg「トーワ」／アシクロビル錠400mg「トーワ」／アシクロビル顆粒40%「トーワ」（東和薬品）
	アシクロビル錠200mg「ファイザー」／アシクロビル錠400mg「ファイザー」（マイラン製薬-ファイザー）
	アシクロビル錠200mg「TCK」／アシクロビル錠400mg「TCK」（辰巳化学）
	アシクロビル点滴静注液250mg「トーワ」／アシクロビル点滴静注用250mg「トーワ」（東和薬品）
	アシクロビル点滴静注液250mgバッグ100mL「アイロム」／アシクロビル点滴静注用250mg「アイロム」（扶桑薬品）
	アシクロビル点滴静注液250mgバッグ100mL「アイロム」／アシクロビル点滴静注用250mg「アイロム」（共和クリティケア）
	アシクロビル点滴静注用250mg「PP」（ポーラファルマ）
	アシクロビル点滴静注用250mg「SN」（シオノケミカル）
	アシクロビル顆粒40%「CHOS」（シー・エイチ・オー新薬／ファイザー）
	アシクロピン錠200／アシクロピン錠400／アシクロピン顆粒40%／アシピル内服ゼリー800mg（日医工）
	アシクロピン錠200／アシクロピン顆粒40%／アシクロピン点滴静注250mg（日本ケミファ-日医工）
	アシクロメルク錠200／アシクロメルク錠400（マイラン製薬）
	アシピル内服ゼリー200mg／アシピル内服ゼリー800mg（興和-興和創薬-テイコクメディックス）（日医工-テイコクメディックス）
	アシロベック DS80%／アシロベック錠200／アシロベック錠400／アシロベック顆粒40%（沢井製薬）
	アシロミン錠200／アシロミン錠400（化研生薬）
	アストリックドライシロップ80%（日本化薬）
	エアーナース軟膏5%／エアーナースクリーム5%（ラクール薬品販売-東光薬品工業）
	グロスパールシロップ8%／グロスパール顆粒40%／グロスパール顆粒40%（高田製薬）

Ⅵ 薬品名一覧

一般名	市販名
アシクロビル	ゾビラックスクリーム5％／ゾビラックス錠200／ゾビラックス錠400／ゾビラックス点滴静注用250／ゾビラックス軟膏5％／ゾビラックス顆粒40％（グラクソ・スミスクライン）
	ナタジール点滴静注用250mg（ニプロ）
	ビクロックスシロップ8％／ビクロックス錠200／ビクロックス錠400／ビクロックス顆粒40％／ビクロックス点滴静注125mg／ビクロックス点滴静注250mg（明治製菓-小林化工）（小林化工）
	ビルヘキサルクリーム5％／ビルヘキサル錠200mg／ビルヘキサル錠400mg（富士製薬工業-サンド）
	ビルヘキサルクリーム5％／ビルヘキサル錠200mg／ビルヘキサル錠400mg／ビルヘキサル顆粒40％（サンド）
	ビルヘキサル錠200mg／ビルヘキサル錠400mg（日本ジェネリック-サンド）
アジスロマイシン	アジスロマイシン錠250mg「CHM」（ケミックス）
	アジスロマイシン錠250mg「KOG」（興和-興和創薬）
	アジスロマイシン錠250mg「NP」（ニプロ）
	アジスロマイシン錠250mg「SN」（シオノケミカル）
	アジスロマイシン錠250mg「YD」（陽進堂）
	アジスロマイシン錠250mg「JG」（日本ジェネリック-長生堂製薬）
	アジスロマイシン錠250mg「わかもと」（ケミックス-わかもと製薬、わかもと製薬）
	アジスロマイシン錠250mg「アメル」（共和薬品工業）
	アジスロマイシン錠250mg「サワイ」（沢井製薬）
	アジスロマイシン錠250mg「サンド」（サンド）
	アジスロマイシン錠250mg「タカタ」（高田製薬）
	アジスロマイシン錠250mg「テバ」（テバ製薬-武田テバ薬品）
	アジスロマイシン錠250mg「トーワ」／アジスロマイシン錠500mg「トーワ」（東和薬品）
	アジスロマイシン錠250mg「日医工」／アジスロマイシン錠500mg「日医工」（日医工）
	アジスロマイシン錠250mg「TCK」（辰巳化学）
	アジスロマイシン錠250mg「KN」（田辺製薬-田辺三菱製薬-小林化工、小林化工）
	アジスロマイシン錠250mg「DSEP」（全星薬品工業-第一三共エスファ-第一三共）
	アジスロマイシン錠250mg「F」（日本ケミファ-富士薬品工業、富士製薬工業）
	ジスロマック錠250mg／ジスロマックSR成人用ドライシロップ2g（ファイザー）
アスピリン	「純生」アスピリン（日興製薬販売）
	アスピリン シオエ（シオエ製薬）
	アスピリン／アスピリン原末「マルイシ」（丸石製薬）
	アスピリン「ケンエー」（健栄製薬）
	アスピリン「日医工」（日医工）
	アスピリン「バイエル」（バイエル薬品）
	アスピリン「ホエイ」（マイラン製薬）
	アスピリン「メタル」（中北薬品）
	アスピリン「ヤマゼン」（山善薬品）
	アスピリン「ヨシダ」（吉田製薬）
	イスキア配合錠（シオノケミカル）
アスピリンダイアルミネート	バファリン配合錠A330（ライオン-エーザイ）

一般名	市販名
アセトアミノフェン	PL配合顆粒／幼児用PL配合顆粒（塩野義）
	SG顆粒（塩野義製薬）
	アスペイン（丸石製薬）
	アセトアミノフェン（小野薬品工業-東洋製薬化成）
	アセトアミノフェンDS小児用20%「タカタ」／アセトアミノフェン錠200mg「タカタ」（高田製薬）
	アセトアミノフェン「JG」原末（日本ジェネリック-長生堂製薬）
	アセトアミノフェン「ファイザー」原末（マイラン製薬-ファイザー）
	アセトアミノフェン「ヨシダ」（吉田製薬）
	アセトアミノフェン＜ハチ＞（健栄製薬-東洋製薬化成）
	アセトアミノフェン原末「マルイシ」（丸石製薬）
	アセトアミノフェン坐剤小児50mg「TYK」／アセトアミノフェン坐剤小児用100mg「TYK」／アセトアミノフェン坐剤小児用200mg「TYK」（テバ製薬-武田テバ薬品）
	アセトアミノフェン坐剤小児用50mg「JG」／＊アセトアミノフェン坐剤小児用100mg「JG」／＊アセトアミノフェン坐剤小児用200mg「JG」（日本ジェネリック-長生堂製薬）
	アセトアミノフェン細粒20%（TYK）／アセトアミノフェン錠200mg（TYK）／アセトアミノフェン坐剤100（TYK）／アセトアミノフェン坐剤200（TYK）（大正薬品工業）
	アセトアミノフェン坐剤小児用50mg「日新」／アセトアミノフェン坐剤小児用100mg「日新」／アセトアミノフェン坐剤小児用200mg「日新」（日新製薬）
	アセトアミノフェン細粒20%（TYK）／アセトアミノフェン錠200mg（TYK）（テバ製薬-武田テバ薬品）
	アセトアミノフェン細粒20%「JG」（日本ジェネリック-長生堂製薬）
	アセトアミノフェン錠200mg「JG」／アセトアミノフェン錠300mg「JG」（日本ジェネリック-長生堂製薬）
	アセトアミノフェン錠200mg「テバ」（テバ製薬）
	アセトアミノフェン錠200「タツミ」（日本ジェネリック-辰巳化学）
	アセトアミノフェン細粒20%「タツミ」／アセトアミノフェン錠200「タツミ」（辰巳化学）
	アトミフェンドライシロップ20%／アトミフェン錠200（高田製薬）
	アルピニー坐剤100／アルピニー坐剤50（50mg）／アルピニー坐剤100（100mg）／アルピニー坐剤200（200mg）（久光製薬，三和化学研究所-久光製薬）
	アンヒバ坐剤小児用50mg／アンヒバ坐剤小児用100mg／アンヒバ坐剤小児用200mg（マイランEPD）
	カフコデN配合錠（ファイザー）
	カルジール錠200（テバ製薬）
	カロナールシロップ2%／カロナール坐剤100／カロナール坐剤200／カロナール坐剤400／カロナール坐剤小児用50／カロナール細粒20%／カロナール細粒50%／カロナール錠200／カロナール錠300／カロナール錠500（あゆみ製薬）
	カロナール坐剤100／カロナール坐剤200（高田製薬）
	コカール錠200mg／コカールドライシロップ40%／コカール小児用ドライシロップ20%（三和化学研究所）
	サールツー細粒20%／サールツー錠200mg／サールツーシロップ小児用2%／サールツードライシロップ小児用20%（東和薬品）
	サラザック配合顆粒（テバ製薬）
	セラピナ配合顆粒（シオノケミカル，シオノケミカル-ファイザー）
	トラムセット配合錠（ヤンセンファーマ，持田製薬-ヤンセンファーマ）

VI 薬品名一覧

一般名	市販名
アセトアミノフェン	パラセタ坐剤小児用50／パラセタ坐剤100／パラセタ坐剤200（シオエ製薬-日本新薬）
	ピーエイ配合錠（ニプロ-全星薬品工業、全星薬品工業、沢井製薬-全星薬品工業）
	ピレチノール（岩城製薬）
	ペレックス配合顆粒／小児用ペレックス配合顆粒（大鵬薬品工業）
	マリキナ配合顆粒（鶴原製薬）
アセメタシン	ランツジールコーワ錠30mg／ランツジールコーワ錠（興和-興和創薬）
アミカシン硫酸塩	アミカシン硫酸塩注100mg「NP」／アミカシン硫酸塩注200mg「NP」（ニプロ）
	アミカシン硫酸塩注射液100mg「NikP」／アミカシン硫酸塩注射液200mg「NikP」（日医工-日医工ファーマ）
	アミカシン硫酸塩注射液100mg「サワイ」／アミカシン硫酸塩注射液200mg「サワイ」（沢井製薬）
	アミカシン硫酸塩注射液100mg「日医工」／アミカシン硫酸塩注射液200mg「日医工」（日医工）
	アミカシン硫酸塩注射液100mg「F」／＊アミカシン硫酸塩注射液200mg「F」（富士製薬工業）
	アミカマイシン注射液100mg／アミカマイシン注射液200mg（MeijiSeikaファルマ）
アミノ安息香酸エチル	ビーゾカイン歯科用ゼリー20％（ビーブランド・メディコーデンタル-福地製薬）
	ハリケインゲル歯科用20％／ハリケイン リキッド歯科用20％（サンデンタル-アグサジャパン）
	ビーゾカイン歯科用ゼリー20％（ビーブランド・メディコーデンタル）
アミノ安息香酸エチル 塩酸パラブチルアミノ 安息香酸ジエチルアミノエチル	ネオザロカインパスタ（ネオ製薬工業）
アミノ安息香酸エチル テトラカイン塩酸塩 ジブカイン塩酸塩ホモスルファミン	プロネスパスタアロマ（日本歯科薬品）
アモキシシリン水和物	アモキシシリンカプセル125mg「NP」／アモキシシリンカプセル250mg「NP」（ニプロ）
	アモキシシリンカプセル125mg「トーワ」／アモキシシリンカプセル250mg「トーワ」（東和薬品）
	アモキシシリンカプセル125mg「日医工」／アモキシシリンカプセル250mg「日医工」（日医工）
	アモキシシリンカプセル125mg「タツミ」／アモキシシリンカプセル250mg「タツミ」／アモキシシリン細粒10％「タツミ」／アモキシシリン細粒20％「タツミ」（辰巳化学）
	アモキシシリンカプセル250mg「タツミ」（日本ジェネリック-辰巳化学）
	アモリンカプセル125／アモリンカプセル250／アモリン細粒10％（武田薬品工業）
	サワシリンカプセル125／サワシリンカプセル250／サワシリン細粒10％／サワシリン錠250（アステラス製薬）
	パセトシンカプセル125／パセトシンカプセル250／パセトシン細粒10％／パセトシン錠250（協和発酵キリン）
	ワイドシリン細粒10％／ワイドシリン細粒20％（MeijiSeikaファルマ）
アンピシリン水和物	ビクシリンカプセル250mg／ビクシリンドライシロップ10％／ビクシリン注射用0.25g／ビクシリン注射用0.5g／ビクシリン注射用1g／ビクシリン注射用2g（Meijiseikaファルマ）
アンフェナクナトリウム	フェナゾックスカプセル（MeijiSeikaファルマ）

一般名	市販名
イセパマイシン	イセパシン注射液200／イセパシン注射液400（MSD）
	イセパマイシン硫酸塩注射液200mg「サワイ」／イセパマイシン硫酸塩注射液400mg「サワイ」（沢井製薬）
	イセパマイシン硫酸塩注射液200mg「日医工」／イセパマイシン硫酸塩注射液400mg「日医工」（日医工）
	エクサシン注射液200／エクサシン注射液400（旭化成ファーマー）
	シオセシン注射液200／シオセシン注射液400（シオノケミカル）
イトラコナゾール	イトラコナゾール錠50mg「日医工」／イトラコナゾール錠100mg「日医工」（日医工）
	イトラコナゾール錠50「MEEK」／イトラコナゾール錠100「MEEK」／イトラコナゾール錠200「MEEK」（MeijiSeikaファルマ-小林化工）（小林化工）
	イトラコナゾール内用液1% UD20mL「日本臓器」（日本臓器製薬）
	イトラートカプセル50mg「SW」（沢井製薬）（日本ケミファ-沢井製薬）
	イトリゾールカプセル50／イトリゾール内用液1%（ヤンセンファーマ）
イブプロフェン	イブプロフェン錠100mg「タイヨー」／イブプロフェン錠200mg「タイヨー」（テバ製薬）
	イブプロフェン錠100mg「タツミ」／＊イブプロフェン錠200mg「タツミ」／イブプロフェン顆粒20%「タツミ」（辰巳化学）
	イブプロフェン顆粒20%「ツルハラ」（鶴原製薬）
	スタデルムクリーム5%／スタデルム軟膏5%（鳥居薬品）
	ブルフェン錠100／ブルフェン錠200／ブルフェン顆粒20%（科研製薬）
イミペネム・シラスタチンナトリウム	イミスタン点滴静注用0.25g／イミスタン点滴静注用0.5g（日医工）
	イミペネム・シラスタチン点滴用0.25g「サンド」／イミペネム・シラスタチン点滴用0.5g「サンド」（サンド）
	インダスト点滴静注用0.25g／インダスト点滴静注用0.5g（テバ製薬）
	チエクール点滴用0.25g／チエクール点滴用0.5g（沢井製薬）
	チエナム筋注用0.5g／チエナム点滴静注用0.25g／チエナム点滴静注用0.5g／チエナム点滴静注用キット0.5g（MSD）
	チエペネム点滴静注用0.25g／チエペネム点滴静注用0.5g（日本ケミファ-シオノケミカル）
イブプロフェン	ベシカム軟膏5%／ベシカムクリーム5%（科研製薬）
インドメタシン	インテバンSP25／インテバンSP37.5／インテバン坐剤25／インテバン坐剤50（帝国製薬）
	インドメタシンカプセル25「イセイ」／インドメタシン坐剤25「イセイ」／インドメタシン坐剤50「イセイ」（コーアイセイ）
	インドメタシン坐剤12.5mg「JG」／インドメタシン坐剤25mg「JG」／インドメタシン坐剤50mg「JG」（日本ジェネリック-長生堂製薬）
	インドメタシン坐剤シオエ12.5／インドメタシン坐剤シオエ25／インドメタシン坐剤シオエ50（シオエ製薬-日本新薬）
	ミカメタン坐剤25／ミカメタン坐剤50（三笠製薬）
エトドラク	エトドラク錠100mg「JG」／エトドラク錠200mg「JG」（日本ジェネリック-大興製薬）
	エトドラク錠100mg「SW」／エトドラク錠200mg「SW」（沢井製薬）
	エトドラク錠100mg「オーハラ」／エトドラク錠200mg「オーハラ」（大原薬品工業）
	エトドラク錠100mg「タイヨー」／エトドラク錠200mg「タイヨー」（テバ製薬）
	エトドラク錠100mg「トーワ」／エトドラク錠200mg「トーワ」（東和薬品）
	エトドラク錠100「KN」／エトドラク錠200「KN」（小林化工）
	エトドラク錠200mg「SW」（旭化成ファーマ-沢井製薬）

VI 薬品名一覧

一般名	市販名
エトドラク	オステラック錠100／オステラック錠200（あすか製薬-武田薬品工業）
	オスペイン錠100mg／オスペイン錠200（日医工）（日本薬品工業-日医工）
	パイペラック錠200mg（ニプロ）
	パイペラック錠100mg／パイペラック錠200mg（テバ製薬-武田テバ薬品）
	ハイペン錠100mg／ハイペン錠200mg（日本新薬）
	ライペック錠200（沢井製薬）
エピジヒドロコレステリン テトラサイクリン塩酸塩	テトラサイクリン・プレステロン歯科用軟膏（日本歯科薬品）
エピリゾール	メプロン顆粒30%（第一三共）
エモルファゾン	ペントイル錠100mg／ペントイル錠200mg（サンド）
エリスロマイシン	エリスロマイシン錠200mg「サワイ」（沢井製薬）
エリスロマイシンステアリン酸塩	エリスロシン錠100mg／エリスロシン錠200mg（マイランEPD）
オキサプロジン	アルボ錠100mg／アルボ錠200mg（大正富山医薬品-大正製薬）
オフロキサシン	オフロキサシン錠100mg「JG」（日本ジェネリック-長生堂製薬）
	オフロキサシン錠100mg「サワイ」（沢井製薬）
	オフロキサシン錠100mg「ツルハラ」（鶴原製薬）
	オフロキサシン錠100mg「テバ」（テバ製薬-武田テバ薬品）
	タリビッド錠100mg（第一三共）
	タリフロン錠100mg（東和薬品）
	フロキン錠100mg（イセイ）
クラリスロマイシン	クラリシッド錠200mg（マイラインEPD-大正製薬）
	クラリスロマイシン錠200「EMEC」（メディサ新薬-エルメッドエーザイ-エーザイ）
	クラリスロマイシン錠200mg「NP」（ニプロ）
	クラリスロマイシン錠200mg「CH」（日本ジェネリック-長生堂製薬）
	クラリスロマイシン錠200mg「NPI」（日本ケミファ-日本薬品）（日本薬品工業）
	クラリスロマイシン錠200mg「PH」（キョーリンリメディオ）
	クラリスロマイシン錠200mg「サワイ」（沢井製薬）
	クラリスロマイシン錠200mg「サンド」（サンド）（日本ジェネリック-サンド）
	クラリスロマイシン錠200mg「タイヨー」（テバ製薬）
	クラリスロマイシン錠200mg「タカタ」（高田製薬）（大原薬品工業-高田製薬）
	クラリスロマイシン錠200mg「タナベ」（田辺製薬販売-田辺三菱製薬）
	クラリスロマイシン錠200mg「トーワ」（東和薬品）
	クラリスロマイシン錠200mg「マイラン」（マイラン製薬-ファイザー）
	クラリスロマイシン錠200mg「杏林」（杏林製薬-キョーリンリメディオ）（富士フイルムファーマ-キョーリンリメディオ）
	クラリスロマイシン錠200mg「日医工」（日医工）
	クラリスロマイシン錠200「TCK」（辰巳化学）
	クラリス錠200（大正富山医薬品-大正製薬）
	クラロイシン錠200（科研製薬-シオノケミカル）
	マインベース錠200（セオリアファーマ-武田薬品工業）
クリンダマイシンリン酸エステル	クリンダマイシンリン酸エステル注300mg「トーワ」／クリンダマイシンリン酸エステル注600mg「トーワ」（東和薬品）
	クリンダマイシンリン酸エステル注300mg「F」／クリンダマイシンリン酸エステル注600mg「F」（富士製薬工業）
	クリンダマイシンリン酸エステル注射液300mg「NP」／クリンダマイシンリン酸エステル注射液600mg「NP」（ニプロ）

一般名	市販名
クリンダマイシンリン酸エステル	クリンダマイシンリン酸エステル注射液300mg「サワイ」／クリンダマイシンリン酸エステル注射液600mg「サワイ」（沢井製薬）
	クリンダマイシン注300mgシリンジ「タイヨー」／クリンダマイシン注600mgシリンジ「タイヨー」（テバ製薬）
	ダラシンS注射液300mg／ダラシンS注射液600mg／ダラシンカプセル75mg／ダラシンカプセル150mg（ファイザー）
クロトリマゾール	エンペシドトローチ10mg（バイエル薬品）
クロラムフェニコール	クロロマイセチン局所用液5％／クロロマイセチン錠50／クロロマイセチン錠250（第一三共）
クロラムフェニコールコハク酸エステルナトリウム	クロロマイセチンサクシネート静注用1g（第一三共）
ゲンタマイシン硫酸塩	エルタシン注10mg／エルタシン注40mg／エルタシン注60mg（富士製薬工業）
	ゲンタシン注10／ゲンタシン注40／ゲンタシン注60（MSD）
	ゲンタマイシン硫酸塩注射液10mg「日医工」／ゲンタマイシン硫酸塩注射液40mg「日医工」／ゲンタマイシン硫酸塩注射液60mg「日医工」（日医工）
ザルトプロフェン	ザルトプロフェン錠80mg「YD」（富士フイルムファーマ-陽進堂、陽進堂、日本ジェネリック-陽進堂）
	ザルトプロフェン錠80mg「サワイ」（沢井製薬）
	ザルトプロフェン錠80mg「テバ」（テバ製薬）
	ザルトプロフェン錠80mg「日医工」（日医工）
	ザルトプロフェン錠80「タツミ」（辰巳化学）
	ソレトン錠80（日本ケミファ）
	ソレング錠80（杏林製薬-キョーリンメディオ）
	ペオン錠80（ゼリア新薬工業）
	ペレトン錠80mg（東和薬品）
ジクロフェナクナトリウム	アデフロニック錠25mg／アデフロニックズポ12.5／アデフロニックズポ25／アデフロニックズポ50（テバ製薬）
	ジクロフェナクNa坐剤12.5mg「ツルハラ」／ジクロフェナクNa坐剤25mg「ツルハラ」／ジクロフェナクNa坐剤50mg「ツルハラ」（鶴原製薬）
	ジクロフェナクNa錠25mg「NP」（ニプロ）
	ジクロフェナクNa錠25mg「YD」（日医工-陽進堂、陽進堂）
	ジクロフェナクNa錠25mg「ツルハラ」（鶴原製薬）
	ジクロフェナクNa錠25mg「トーワ」（東和薬品、日医工-東和薬品）
	ジクロフェナクNa坐剤25mg「日新」／ジクロフェナクNa坐剤50mg「日新」（久光製薬-日新製薬）
	ジクロフェナクNa錠25mg「TCK」（辰巳化学、日本ジェネリック-辰巳化学）
	ジクロフェナクナトリウム坐剤12.5mg「JG」／ジクロフェナクナトリウム坐剤25mg「JG」／ジクロフェナクナトリウム坐剤50mg「JG」（日本ジェネリック）
	ジクロフェナクナトリウム坐剤12.5mg「CH」／ジクロフェナクナトリウム坐剤25mg「CH」／ジクロフェナクナトリウム坐剤50mg「CH」（日本ジェネリック-長生堂製薬）
	ジクロフェナクナトリウム坐剤12.5mg「日医工」／ジクロフェナクナトリウム坐剤25mg「日医工」／ジクロフェナクナトリウム坐剤50mg「日医工」（日医工）
	ダイスパス錠25mg（扶桑薬品工業-ダイト）
	チカタレン錠25mg（コーアイセイ）
	ボルタレン錠25mg／ボルタレンサポ12.5mg／ボルタレンサポ25mg／ボルタレンサポ50mg（バルティスファーマ）

VI 薬品名一覧

一般名	市販名
ジクロフェナクナトリウム	ボンフェナック坐剤12.5／ボンフェナック坐剤25／ボンフェナック坐剤50（ゼリア新薬工業-京都薬品工業）
シタフロキサシン	グレースビット錠50mg／グレースビット細粒10%（第一三共）
シプロフロキサシン	シバスタン錠100mg／シバスタン錠200mg（鶴原製薬）
	シプロキサン錠100mg／シプロキサン錠200mg（バイエル薬品）
	シプロキサン注200mg／シプロキサン注400mg／シプロキサン注300mg（富士フイルムファーマ--バイエル薬品）
	シプロフロキサシンDU点滴静注300mg／250mL「明治」（MeijiSeikaファルマ）
	シプロフロキサシンDU点滴静注液300mg／250mL「サワイ」／シプロフロキサシン錠100mg「SW」／＊シプロフロキサシン錠200mg「SW」（沢井製薬）
	シプロフロキサシン錠100mg「JG」／シプロフロキサシン錠200mg「JG」（日本ジェネリック-長生堂製薬）
	シプロフロキサシン錠100mg「トーワ」／シプロフロキサシン錠200mg「トーワ」（東和薬品）
	シプロフロキサシン錠100mg「日医工」／シプロフロキサシン錠200mg「日医工」（日医工）
	シプロフロキサシン錠100mg「TCK」／シプロフロキサシン錠200mg「TCK」（辰巳化学）
	シプロフロキサシン錠200mg「SW」（旭化成ファーマ-沢井製薬）
	シプロフロキサシン点滴静注200mg／100mL「明治」／シプロフロキサシン点滴静注300mg／150mL「明治」（MeijiSeikaファルマ）
	シプロフロキサシン点滴静注液200mg「DK」／シプロフロキサシン点滴静注液300mg「DK」（テバ製薬-大興製薬）
	シプロフロキサシン点滴静注液200mg「NP」／シプロフロキサシン点滴静注液300mg「NP」／シプロフロキサシンDU点滴静注液300mg／250mL「NP」（ニプロ）
	シプロフロキサシン点滴静注液200mg「ケミファ」／シプロフロキサシン点滴静注液300mg「ケミファ」（日本ケミファ-シオノケミカル）
	シプロフロキサシン点滴静注液200mg「サワイ」／シプロフロキサシン点滴静注液300mg「サワイ」（沢井製薬）
	シプロフロキサシン点滴静注液200mg「タイヨー」／シプロフロキサシン点滴静注液300mg「タイヨー」（テバ製薬）
	シプロフロキサシン点滴静注液200mg「日医工」／シプロフロキサシン点滴静注液300mg「日医工」／シプロフロキサシンDU点滴静注液300mg／250mL「日医工」（日医工）
ジベカシン	パニマイシン注射液50mg／パニマイシン注射液100mg／注射用パニマイシン100mg（MeijiSeikaファルマ）
シメトリド 無水カフェイン	キョーリンAP2配合顆粒（杏林製薬）
ジョサマイシン	ジョサマイシロップ3%／ジョサマイドライシロップ10%／ジョサマイシン錠50mg／ジョサマイシン錠200mg（アステラス製薬）
スピラマイシン酢酸エステル	アセチルスピラマイシン錠100／アセチルスピラマイシン錠200（協和発酵キリン）
セファクロル	ケフラールカプセル250mg（塩野義製薬）
	セファクロルカプセル250mg「JG」／セファクロル細粒小児用10%「JG」（日本ジェネリック）
	セファクロルカプセル250mg「サワイ」（沢井製薬）
	セファクロルカプセル250mg「トーワ」（東和薬品）

一般名	市販名
セファクロル	セファクロルカプセル250mg「日医工」／セファクロル細粒10％「日医工」／セファクロル細粒20％「日医工」（日医工）
	セファクロルカプセル250mg「TCK」（辰巳化学）
	セファクロルカプセル250mg「SN」（あゆみ製薬-シオノケミカル、シオノケミカル）
	トキクロルカプセル250mg（コーアイセイ）
セファゾリン	セファゾリンNa注射用0.25g「NP」／セファゾリンNa注射用0.5g「NP」／セファゾリンNa注射用1g「NP」／セファゾリンNa注射用2g「NP」／＊セファゾリンNa点滴静注用1gバッグ「NP」（ニプロ）
	セファゾリンNa注射用0.25g「タイヨー」／＊セファゾリンNa注射用0.5g「タイヨー」／＊セファゾリンNa注射用1g「タイヨー」／＊セファゾリンNa注射用2g「タイヨー」（テバ製薬）
	セファゾリンNa点滴静注用1gバッグ「NP」／セフマゾン点滴静注用バッグ1g（日医工-ニプロ）
	セファゾリンNa点滴静注用1gバッグ「オーツカ」（大塚製薬-大塚製薬工場）
	セファゾリンナトリウム注射用0.25g「日医工」／セファゾリンナトリウム注射用0.5g「日医工」／セファゾリンナトリウム注射用1g「日医工」／セファゾリンナトリウム注射用2g「日医工」（日医工）
	セファメジンα筋注用0.25g／セファメジンα筋注用0.5g／セファメジンα注射用0.25g／セファメジンα注射用0.5g／セファメジンα注射用1g／セファメジンα注射用2g／セファメジンα点滴用キット1g／セファメジンα点滴用キット2g（アステラス製薬）
	トキオ注射用0.25g／トキオ注射用0.5g／トキオ注射用1g／トキオ注射用2g（コーアイセイ）
セファレキシン	L-キサール顆粒500（東和薬品、ジェイドルフ製薬-東和薬品）
	L-ケフレックス小児用顆粒／L-ケフレックス顆粒（塩野義製薬）
	ケフレックスカプセル250mg／ケフレックスシロップ用細粒100／ケフレックスシロップ用細粒200（塩野義製薬）
	セファレキシンカプセル250mg「トーワ」（東和薬品）
	セファレキシンドライシロップ小児用50％「日医工」／セファレキシン錠250「日医工」（日医工）
	セファレキシン顆粒500mg「JG」（日本ジェネリック-長生堂製薬）
	センセファリンカプセル125／センセファリンカプセル250／センセファリンシロップ用細粒10％／センセファリンシロップ用細粒20％（武田薬品工業）
	ラリキシン錠250mg／ラリキシンドライシロップ小児用10％／ラリキシンドライシロップ小児用20％（大正富山医薬品-富山化学工業）
セファロチン	コアキシン注射用1g／コアキシン注射用2g（ケミックス）
セフェピム塩酸塩水和物	セフェピム塩酸塩静注用0.5g「CMX」／セフェピム塩酸塩静注用1g「CMX」（ケミックス）
	セフェピム塩酸塩静注用0.5g「サンド」／セフェピム塩酸塩静注用1g「サンド」（サンド）
	セフェピム塩酸塩静注用1g「サンド」（ニプロ-サンド）
	注射用マキシピーム0.5g／注射用マキシピーム1g（ブリストル・マイヤーズスクイブ）
セフォゾプラン	ファーストシン静注用0.5g／ファーストシン静注用1g／ファーストシン静注用1gバッグS／ファーストシン静注用1gバッグG（武田薬品工業）
セフォタキシム	クラフォラン注射用0.5g／クラフォラン注射用1g（サノフィ）
	セフォタックス注射用0.5g／セフォタックス注射用1g（日医工サノフィ-日医工）

VI 薬品名一覧

一般名	市販名
セフォチアム塩酸塩	ケミスポリン静注用0.25g／ケミスポリン静注用0.5g／ケミスポリン静注用1g（ケミックス）
	セファピコール静注用0.25g／セファピコール静注用0.5g／セファピコール静注用1g（テバ製薬）
	セフォチアム塩酸塩静注用0.25g「SN」／セフォチアム塩酸塩静注用0.5g「SN」／セフォチアム塩酸塩静注用1g「SN」（シオノケミカル）
	セフォチアム塩酸塩静注用0.25g「日医工」／セフォチアム塩酸塩静注用0.5g「日医工」／セフォチアム塩酸塩静注用1g「日医工」／セフォチアム静注用1gバッグ「日医工」（日医工）
	セフォチアム塩酸塩静注用0.25g「NP」／セフォチアム塩酸塩静注用0.5g「NP」／セフォチアム塩酸塩静注用1g「NP」／セフォチアム塩酸塩点滴静注用1gバッグ「NP」（ニプロ）
	ハロスポア静注用0.25g／ハロスポア静注用0.5g／ハロスポア静注用1g（大正富山医薬品-富山化学工業）
	パンスポリンT錠100／パンスポリンT錠200／パンスポリン筋注用0.25g／パンスポリン静注用0.25g／パンスポリン静注用0.5g／パンスポリン静注用1g／パンスポリン静注用1gバッグS／パンスポリン静注用1gバッグG（武田薬品工業）
セフォペラゾン	スペルゾン静注用0.5g／スペルゾン静注用1g（ケミックス）
	スルタムジン静注用0.5g／スルタムジン静注用1g（ポーラファルマ）
	スルペラゾン静注用0.5g／スルペラゾン静注用1g／スルペラゾンキット静注用1g（ファイザー）
	セフォセフ静注用0.5g／セフォセフ静注用1g（沢井製薬）
	セフォピッド注射用1g（富士フィルムファーマー）
	セフォペラジン注射用1g（大正富山医薬品-富山化学工業）
	セフォン静注用0.5g／セフォン静注用1g（日医工）
	セフロニック静注用0.5g／セフロニック静注用1g（テバ製薬）
	ナスパルン静注用0.5g／ナスパルン静注用1g（シオノケミカル）
	バクフォーゼ静注用0.5g／バクフォーゼ静注用1g（東和薬品）
セフカペンピボキシル	セフカペンピボキシル塩酸塩錠100mg「YD」（富士フィルムファーマー陽進堂）
	セフカペンピボキシル塩酸塩錠75mg「YD」／セフカペンピボキシル塩酸塩錠100mg「YD」（陽進堂）
	セフカペンピボキシル塩酸塩錠75mg「サワイ」／セフカペンピボキシル塩酸塩錠100mg「サワイ」（沢井製薬）
	セフカペンピボキシル塩酸塩錠75mg「トーワ」／セフカペンピボキシル塩酸塩錠100mg「トーワ」（東和薬品-シー・エイチ・オー新薬）
	セフカペンピボキシル塩酸塩錠75mg「ファイザー」／セフカペンピボキシル塩酸塩錠100mg「ファイザー」（マイラン製薬-ファイザー）
	セフカペンピボキシル塩酸塩錠75mg「日医工」／セフカペンピボキシル塩酸塩錠100mg「日医工」（日医工）
	セフカペンピボキシル塩酸塩錠75mg「TCK」／セフカペンピボキシル塩酸塩錠100mg「TCK」（辰巳化学）
	フロモックス錠75mg／フロモックス錠100mg（塩野義）
セフジトレンピボキシル	セフジトレンピボキシル細粒10%小児用「日医工」／セフジトレンピボキシル錠100mg「日医工」（日医工）
	セフジトレンピボキシル細粒小児用10%「トーワ」／セフジトレンピボキシル錠100mg「トーワ」（東和薬品）

一般名	市販名
セフジトレンピボキシル	セフジトレンピボキシル小児用細粒10%「CH」／セフジトレンピボキシル錠100mg「CH」（日本ジェネリック-長生堂製薬）
	メイアクトMS小児用細粒／メイアクトMS小児用細粒10%／メイアクトMS錠100mg（MeijiSeikaファルマ）
セフジニル	セフジニルカプセル50mg「TYK」／セフジニルカプセル100mg「TYK」（テバ製薬-武田テバ薬品）
	セフジニルカプセル50mg「YD」／セフジニルカプセル100mg「YD」（陽進堂）
	セフジニルカプセル50mg「JG」／セフジニルカプセル100mg「JG」（日本ジェネリック-長生堂製薬）
	セフジニルカプセル50mg「ファイザー」／セフジニルカプセル100mg「ファイザー」（マイラン製薬-ファイザー）
	セフジニルカプセル50mg「日医工」／セフジニルカプセル100mg「日医工」（日医工）
	セフジニルカプセル50mg「TCK」／セフジニルカプセル100mg「TCK」（辰巳化学）
	セフジニル錠50mg「MED」／セフジニル錠100mg「MED」（化研生薬-メディサ新薬）
	セフジニル錠50mg「サワイ」／セフジニル錠100mg「サワイ」（沢井製薬）
	セフゾンカプセル50mg／セフゾンカプセル100mg（アステラス）
	セフニールカプセル50mg／セフニールカプセル100mg（東和薬品）
セフテラムピボキシル	トミロン錠100（昭和薬品化工-富山化学工業）
	トミロン錠50／トミロン錠100（大正富山医薬品-富山化学工業）
セフトリアキソンナトリウム	セフキソン静注用0.5g／セフキソン静注用1g（シオノケミカル、富士フイルムファーマ-シオノケミカル）
	セフトリアキソンNa静注用0.5g「サワイ」／セフトリアキソンNa静注用1g「サワイ」（沢井製薬）
	セフトリアキソンNa静注用0.5g「サンド」／セフトリアキソンNa静注用1g「サンド」（サンド）
	セフトリアキソンNa静注用0.5g「テバ」／セフトリアキソンNa静注用1g「テバ」（テバ製薬）
	セフトリアキソンNa静注用0.5g「ファイザー」／セフトリアキソンNa静注用1g「ファイザー」／セフトリアキソンナトリウム点滴静注用バッグ1g「ファイザー」（ファイザー-マイライン製薬）
	セフトリアキソンナトリウム静注用0.5g「日医工」／セフトリアキソンナトリウム静注用1g「日医工」／（日医工）
	セフトリアキソンナトリウム点滴静注1gバッグ「NP」（サンド-ニプロ、日医工-ニプロ）
	リアソフィン静注用0.5g／リアソフィン静注用1g（ケミックス）
	ロセフィン静注用0.5g／ロセフィン静注用1g／ロセフィン点滴静注用1gバッグ（中外製薬）
セフピロム	セフピロム硫酸塩静注用0.5g「CMX」／セフピロム硫酸塩静注用1g「CMX」（ケミックス）
	硫酸セフピロム静注用0.5g「マイラン」／硫酸セフピロム静注用1g「マイラン」（マイラン製薬-ファイザー）
セフポドキシムプロキセチル	セフポドキシムプロキセチル錠100mg「JG」（日本ジェネリック-長生堂製薬）
	セフポドキシムプロキセチル錠100mg「サワイ」（沢井製薬）
	セフポドキシムプロキセチル錠100mg「タイヨー」（テバ製薬）
	セフポドキシムプロキセチル錠100mg「トーワ」（東和薬品）
	セフポドキシムプロキセチル錠100「TCK」（辰巳化学）
	バナン錠100mg（第一三共、第一三共-グラクソ・スミスクライン）

Ⅵ 薬品名一覧

一般名	市販名
セフメタゾールナトリウム	セフメタゾールNa静注用0.25g「タイヨー」／セフメタゾールNa静注用0.5g「タイヨー」／セフメタゾールNa静注用1g「タイヨー」／セフメタゾールNa静注用2g「タイヨー」（テバ製薬）
	セフメタゾールNa静注用0.25g「テバ」／セフメタゾールNa静注用0.5g「テバ」／セフメタゾールNa静注用1g「テバ」／セフメタゾールNa静注用2g「テバ」（テバ製薬）
	セフメタゾールNa静注用0.25g「NP」／セフメタゾールNa静注用0.5g「NP」／セフメタゾールNa静注用1g「NP」／セフメタゾールNa静注用2g「NP」／セフメタゾールナトリウム点滴静注用バッグ1g「NP」／セフメタゾールナトリウム点滴静注用バッグ2g「NP」（ニプロ）
	セフメタゾールナトリウム静注用0.25g「日医工」／セフメタゾールナトリウム静注用0.5g「日医工」／セフメタゾールナトリウム静注用1g「日医工」／セフメタゾールナトリウム静注用2g「日医工」（日医工）
	セフメタゾン筋注用0.5g／セフメタゾン静注用0.25g／セフメタゾン静注用0.5g／セフメタゾン静注用1g／セフメタゾン静注用2g／セフメタゾンキット点滴静注用1g（第一三共）
	リリアジン静注用0.25g／リリアジン静注用0.5g／リリアジン静注用1g／リリアジン静注用2g（東和薬品）
セフメノキシム	ベストコール筋注用0.5g／ベストコール静注用0.5g／ベストコール静注用1g（武田薬品工業）
セフロキシムアキセチル	オラセフ錠250mg（グラクソ・スミスクライン-第一三共、グラクソ・スミスクライン）
チアプロフェン酸	スルガム錠100mg／スルガム錠200mg（サノフィ）
	チオガム錠100mg／チオガム錠200mg（小林化工）
チアラミド塩酸塩	ソランタール錠50mg／ソランタール錠100mg（アステラス製薬）
デキサメタゾン	アフタゾロン口腔用軟膏0.1%（あゆみ製薬）
	オルガドロン注射液1.9mg／オルガドロン注射液3.8mg／オルガドロン注射液19mg（共和クリティケア）
	ソルコート静注液100mg（富士製薬工業）
	デカドロンエリキシル0.01%／デカドロン錠0.5mg／デカドロン錠4mg（日医工）
	デカドロン注射液1.65mg／デカドロン注射液3.3mg／デカドロン注射液6.6mg（アスペンジャパン）
	デキサート注射液1.65mg／デキサート注射液3.3mg／デキサート注射液6.6mg（富士製薬工業）
	デキサメサゾンエリキシル0.01%「ニッシン」（日新新薬）
	デキサメタゾン軟膏口腔用0.1%「CH」（日本ジェネリック-長生堂製薬）
	デキサルチン口腔用軟膏1mg／g（日本化薬）
	デルゾン口腔用軟膏0.1%（日医工-池田薬品工業）
テトラカイン塩酸塩	コーパロン歯科用表面麻酔液6%（昭和薬品化）
	テトカイン注用20mg「杏林」（杏林製薬）
	プロネスパスタアロマ（日本歯科薬品）
テトラサイクリン塩酸塩	アクロマイシンVカプセル50mg／アクロマイシンVカプセル250mg／アクロマイシントローチ15mg／アクロマイシン末（ポーラファルマ）
	オキシテトラコーン歯科用挿入剤5mg／テトラサイクリン塩酸塩パスタ3%「昭和」（昭和薬品化工）
	テトラサイクリン・プレステロン歯科用軟膏（日本歯科薬品）
	テラ・コートリル軟膏（陽進堂）
デメチルクロルテトラサイクリン	レダマイシン軟膏（武田薬品工業-前田薬品工業）

一般名	市販名
ドキシサイクリン塩酸塩水和物	ビブラマイシン錠50mg／ビブラマイシン錠100mg（ファイザー）
トスフロキサシントシル酸塩水和物	オゼックス錠75／オゼックス錠150（大正富山医薬品-富山化学工業）
	トスキサシン錠75mg／トスキサシン錠150mg（マイラインEPD）
	トスフロキサシントシル酸塩錠150mg「TCK」（富士フイルムファーマ-辰巳化学）
	トスフロキサシントシル酸塩錠75mg「NP」／トスフロキサシントシル酸塩錠150mg「NP」（ニプロ）
	トスフロキサシントシル酸塩錠75mg「TYK」／トスフロキサシントシル酸塩錠150mg「TYK」（テバ製薬-武田テバ薬品）
トブラマイシン	トブラシン注60mg／トブラシン注90mg／トブラシン注小児用10mg（ジェイドルフ製薬-東和薬品）
トリアムシノロンアセトニド	アフタシール25μg（大正富山医薬品-帝國製薬）
	アフタッチ口腔用貼付剤25μg（帝人ファーマ）
	オルテクサー口腔用軟膏0.1%（日本ジェネリック-福地製薬）
	オルテクサー口腔用軟膏0.1%（ビーブランド・メディコデンタル-福地製薬）
	ケナコルト-A筋注用関節腔内用水懸注40mg／1mL／ケナコルト-A皮内用関節腔内用水懸注50mg／5mL（ブリストル・マイヤーズスクイブ）
	ケナログ口腔用軟膏0.1%（ブリストル・マイヤーズスクイブ）
	レダコート錠4mg／レダコート軟膏0.1%／レダコートクリーム0.1%（アルフレッサファーマ）
	ワプロン口腔用貼付剤25μg（テバ製薬-救急薬品工業）
ドリペネム水和物	フィニバックス点滴静注用0.25g／フィニバックス点滴静注用0.5g／フィニバックスキット点滴静注用0.25g（塩野義製薬）
ナプロキセン	ナイキサン錠100mg（田辺製薬販売-田辺三菱製薬）
バカンピシリン	ペングッド錠250mg／ペングッド顆粒250mg（日医工）
パニペネム・ベタミプロン	カルベニン点滴用0.25g／カルベニン点滴用0.5g（第一三共）
パラホルムアルデヒド	ペリオドン（ネオ製薬工業）
バンコマイシン塩酸塩	バンコマイシン塩酸塩点滴静注用0.5g「サワイ」（沢井製薬）
	バンコマイシン塩酸塩点滴静注用0.5g「サンド」（サンド）
	バンコマイシン塩酸塩点滴静注用0.5g「タイヨー」（テバ製薬）
	バンコマイシン塩酸塩点滴静注用0.5g「ファイザー」／バンコマイシン塩酸塩点滴静注用1g「ファイザー」（マイラン製薬-ファイザー）
	バンコマイシン塩酸塩点滴静注用0.5g「日医工」（日医工）
ヒドロコルチゾン	ワプロンP（救急薬品工業-興和創薬-興和）
	コートリル錠10mg（ファイザー）
ヒドロコルチゾンコハク酸エステルナトリウム	サクシゾン注射用100mg／サクシゾン注射用300mg（テバ製薬-武田テバ薬品）
	ソル・コーテフ注射用100mg（ファイザー）
ヒドロコルチゾンオキシテトラサイクリン塩酸塩	テラ・コートリル軟膏（陽進堂）
ヒドロコルチゾン酢酸エステルクロルヘキシジン塩酸塩ジフェンヒドラミンサリチル酸塩ベンザルコニウム塩化物液	デスパコーワ口腔用クリーム（興和-興和創薬）
ヒノキチオールヒドロコルチゾン酢酸エステルアミノ安息香酸エチル	ヒノポロン口腔用軟膏（昭和薬品化工）

Ⅵ 薬品名一覧

一般名	市販名
ファロペネムナトリウム	ファロム錠150mg／ファロム錠200mg／ファロムドライシロップ小児用10％（マルホ）
ブピバカイン塩酸塩水和物	マーカイン注0.125％／マーカイン注0.25％／マーカイン注0.5％（アストラゼネカ）
プラノプロフェン	ニフラン錠（田辺三菱製薬）
	プラノプロフェンカプセル75mg「日医工」（日医工）
	プラノプロフェン液1.5％ MEEK（小林化工）
	プラノプロフェン錠75mg「トーワ」（東和薬品）
フルフェナム酸アルミニウム	オパイリン錠125mg／オパイリン錠250mg（大正富山医薬品-大正製薬）
フルルビプロフェン	アップノン錠40mg（コーアイセイ）
	フロベン錠40／フロベン顆粒8％（科研製薬）
プレドニゾロン	プレドニゾロン錠1mg／プレドニゾロン錠5mg（旭化成）（旭化成ファーマ）
	プレドニゾロン錠2.5mg「NP」／プレドニゾロン錠5mg「NP」（ニプロ）
	プレドニゾロン錠5mg「トーワ」（東和薬品）
	プレドニゾロン錠5mg「ミタ」（コーアイセイ-キョーリンメディオ）（杏林製薬-キョーリンメディオ）
	プレドニゾロン錠「タケダ」5mg／プレドニゾロン散「タケダ」1％（武田薬品工業）
	プレドニゾロン錠1「ホエイ」／プレドニゾロン錠5「ホエイ」（マイラン製薬-ファイザー）
	プレドニゾロン錠5mg「YD」（陽進堂）
	プレドニン錠5mg（塩野義）
	メドロール錠2mg／メドロール錠4mg（ファイザー）
	水溶性プレドニン10mg／水溶性プレドニン20mg／水溶性プレドニン50mg（塩野義）
プロカイン塩酸塩	0.5％塩酸プロカイン注射液「トーワ」（東和薬品）
	1％塩酸プロカイン注射液「ニッシン」／2％塩酸プロカイン注射液「ニッシン」（日新製薬）
	プロカイン塩酸塩原末「マルイシ」（丸石製薬）
	プロカイン塩酸塩注射液0.5％「日医工」（日医工）
プロピトカイン塩酸塩 フェリプレシン	歯科用シタネスト-オクタプレシン（デンツプライ三金）
フロモキセフ	フルマリン静注用0.5g／フルマリン静注用1g／フルマリンキット静注用1g（塩野義製薬）
ポビドンヨード	ＪＤガーグル7％（ジェイドルフ製薬）
	イオダイン10％綿球14／イオダイン10％綿球20／イオダイン10％綿球30／イオダイン10％綿球40／イオダイン10％綿棒12／イオダイン10％綿棒16／イオダイン10％綿棒27／イオダインM消毒液10％／イオダインガーグル液7％／イオダインスクラブ液7.5％（健栄製薬）
	イソジンガーグル液7％／イソジンゲル10％／イソジンフィールド液10％／イソジン液10％（MeijiSeikaファルマ-ムンディファーマB.V.）
	ネオヨジンガーグル7％／ネオヨジンゲル10％／ネオヨジンスクラブ7.5％／ネオヨジン外用液10％（岩城製薬）
	ハイポピロン外用液10％（三恵薬品）
	ヒポジン消毒液10％（川本産業-シオエ製薬）（シオエ製薬-日本新薬）
	ポビドンヨード10％消毒用綿球20「ハクゾウ」（ハクゾウメディカル）
	ポビドンヨードエタノール液10％ 綿棒8「LT」／ポビドンヨード液10％ 綿棒12「LT」／ポビドンヨード液10％ 綿棒20「LT」／ポビドンヨード液10％ 綿棒20「LT」／ポビドンヨード液10％ 綿棒8「LT」（リバテープ製薬）
	ポビドンヨードガーグル7％「ショーワ」（昭和薬品化工）

一般名	市販名
ポビドンヨード	ポビドンヨードガーグル7%「マイラン」（ニプロ-マイライン）（マイライン-ファイザー）
	ポビドンヨードガーグル7%「メタル」／ポビドンヨード液10%「メタル」（中北薬品）
	ポビドンヨードガーグル7%「日医工」（日医工）
	ポビドンヨードガーグル液7%「東海」／ポビドンヨード外用液10%「東海」（東海製薬）
	ポビドンヨードガーグル液7%「明治」／ポビドンヨードゲル10%「明治」／ポビドンヨードスクラブ液7.5%「明治」／ポビドンヨード外用液10%「明治」(MeijiSeikaファルマ-日東メデイック)
	ポビドンヨードゲル10%「マイラン」（マイライン製薬-ファイザー）
	ポビドンヨードスクラブ液7.5%「JJKK」（ジョンソン・エンド・ジョンソン）
	ポビドンヨードスクラブ液7.5%「明治」(MeijiSeikaファルマ-日東メデイック)
	ポビドンヨード液10%消毒用アプリケータ「オーツカ」10mL／ポビドンヨード液10%消毒用アプリケータ「オーツカ」25mL（大塚製薬-大塚製薬工場）
	ポビドンヨード外用液10%「オオサキ」（オオサキメディカル）
	ポビドンヨード外用液10%「マイラン」（マイライン製薬-ファイザー）
	ポビドンヨード外用液10%「日新」（日新製薬）
	ポビドンヨード含嗽用液7%「YD」（陽進堂）
	ポビドンヨード消毒用液10%「NP」（ニプロ）
	ポピヨード液10%*（ヤクハン製薬）
	ポピヨドン10%綿球14／ポピヨドン10%綿球20／ポピヨドン10%綿球30／ポピヨドン10%綿球40／ポピヨドン10%綿棒12／ポピヨドン10%綿棒16／ポピヨドン10%綿棒16／ポピヨドン10%綿棒20／ポピヨドンガーグル7%／ポピヨドンゲル10%／ポピヨドンスクラブ7.5%／ポピヨドンフィールド10%／ポピヨドンフィールド10%綿棒／ポピヨドン液10%（吉田製薬）
	ポピラールガーグル7%／ポピラール消毒液10%（日興製薬）
	ポピラール消毒液10%（丸石製薬-日興製薬）
	ポピロンガーグル7%（シオエ製薬-日本新薬）（アイロム製薬-シオエ製薬）
	ポリヨードン消毒液10%「カネイチ」（兼一薬品工業）
ポリミキシンB硫酸塩 オキシテトラサイクリン塩酸塩	オキシテトラサイクリン塩酸塩（陽進堂）
ポリミキシンB硫酸塩	硫酸ポリミキシンB散50万単位「ファイザー」／硫酸ポリミキシンB散300万単位「ファイザー」（ファイザー）
ミコナゾール	フロリードゲル経口用2%（持田製薬、昭和薬品化工-持田製薬）
ミノサイクリン塩酸塩	クーペラシン顆粒2%／クーペラシン錠50mg／クーペラシン錠100mg（高田製薬）
	ペリオクリン歯科用軟膏（サンスター）
	ペリオフィール歯科用軟膏2%（昭和薬品化工）
	ミノサイクリン塩酸塩錠50mg「サワイ」／ミノサイクリン塩酸塩錠100mg「サワイ」／ミノサイクリン塩酸塩顆粒2%「サワイ」（沢井製薬）
	ミノサイクリン塩酸塩錠50mg「トーワ」／ミノサイクリン塩酸塩錠100mg「トーワ」（東和薬品）
	ミノマイシンカプセル50mg／ミノマイシンカプセル100mg（ファイザー）
メチルプレドニゾロン	デポ・メドロール20mg／デポ・メドロール40mg／デポ・メドロール水懸注20mg／デポ・メドロール水懸注40mg／メドロール錠2mg／メドロール錠4mg（ファイザー）
メピバカイン塩酸塩	0.5%カルボカイン注／1%カルボカイン注／2%カルボカイン注（アストラゼネカ）
	0.5%塩酸メピバカイン注「NM」／1%塩酸メピバカイン注「NM」／2%塩酸メピバカイン注「NM」（ナガセ医薬品-ファイザー-マイライン製薬）

VI 薬品名一覧

一般名	市販名
メピバカイン塩酸塩	0.5％塩酸メピバカイン注ＰＢ／1％塩酸メピバカイン注ＰＢ／2％塩酸メピバカイン注ＰＢ（日本ジェネリック-日新製薬）
	カルボカインアンプル注0.5％／カルボカインアンプル注1％／カルボカインアンプル注2％（アストラゼネカ-日本新薬）
	スキャンドネストカートリッジ3％（日本歯科薬品）
	塩酸メピバカイン注シリンジ0.5％「NP」／塩酸メピバカイン注シリンジ1％「NP」／塩酸メピバカイン注シリンジ2％「NP」（丸石製薬-ニプロ）
メフェナム酸	ノイリトールカプセル250mg（コーアイセイ）
	ポンタールカプセル250mg／ポンタール錠250mg／ポンタールシロップ3.25％／ポンタール散50％／ポンタール細粒98.5％（第一三共-ファイザー）
	マイカサールカプセル250mg（東和薬品）
	ルメンタールカプセル250mg（福地製薬）
メロペネム三水和物	メロペネム点滴静注用0.25g「ケミファ」／メロペネム点滴静注用0.5g「ケミファ」（日本ケミファ）
	メロペネム点滴静注用0.25g「サワイ」／メロペネム点滴静注用0.5g「サワイ」（沢井製薬）
	メロペネム点滴静注用0.25g「タイヨー」／メロペネム点滴静注用0.5g「タイヨー」（テバ製薬）
	メロペネム点滴静注用0.25g「タナベ」／メロペネム点滴静注用0.5g「タナベ」（田辺製薬-田辺三菱製薬）
	メロペネム点滴静注用0.25g「トーワ」／メロペネム点滴静注用0.5g「トーワ」（東和薬品）
	メロペネム点滴静注用0.25g「ファイザー」／メロペネム点滴静注用0.5g「ファイザー」（ファイザー）
	メロペネム点滴静注用0.25g「日医工」／メロペネム点滴静注用0.5g「日医工」／メロペネム点滴静注用バッグ0.5g「日医工」（日医工）
	メロペネム点滴静注用0.25g「明治」／メロペネム点滴静注用0.5g「明治」／メロペネム点滴静注用1g「明治」／メロペネム点滴静注用バッグ0.5g「明治」／メロペネム点滴静注用バッグ1g「明治」（MeijiSeikaファルマ）
	メロペネム点滴静注用0.25g「NP」／メロペネム点滴静注用0.5g「NP」／＊＊メロペネム点滴静注用1g「NP」／メロペネム点滴静注用バッグ0.5g「NP」／＊＊メロペネム点滴注用バッグ1g「NP」（ニプロ）
	メロペン点滴用バイアル0.25g／メロペン点滴用バイアル0.5g／メロペン点滴用キット0.5g（大日本住友製薬）
モキシフロキサシン	アベロックス錠400mg（富士フィルムファーマ-バイエル薬品）
モフェゾラク	ジソペイン錠75（田辺三菱製薬）
立効散	ツムラ立効散エキス顆粒（医療用）（ツムラ）
リドカイン塩酸塩	アネトカインピスカス2％（小林化工）（小林化工-ファイザーマイラン製薬）
	エピリド配合注歯科用カートリッジ1.8mL（ニプロ）
	オーラ注歯科用カートリッジ1.0mL／＊オーラ注歯科用カートリッジ1.8mL（昭和薬品化工）
	キシレステシンA注射液（カートリッジ）（3MDeutschlandGmbH3M-スリーエムジャパン-白水貿易）
	キシロカインピスカス2％／キシロカインポンプスプレー8％（アストラゼネカ）

一般名	市販名
リドカイン塩酸塩	キシロカイン注射液「0.5%」エピレナミン（1：100,000）含有／キシロカイン注射液「1%」エピレナミン（1：100,000）含有／キシロカイン注射液「2%」エピレナミン（1：80,000）含有（アストラゼネカ）
	メドカイン内用ゼリー2%（堀井薬品工業-メドレックス）（丸石製薬-メドレックス）
	リドカイン塩酸塩ビスカス2%「日新」（日新製薬）
	リドカイン塩酸塩注0.5%「日新」／**リドカイン塩酸塩注1%「日新」（富士フイルムファーマ-日新製薬）（日新製薬）
	リドカイン塩酸塩注射液0.5%「ファイザー」／※リドカイン塩酸塩注射液1%「ファイザー」／※リドカイン塩酸塩注射液2%「ファイザー」（マイラン製薬-ファイザー）
	リドカイン注「NM」0.5%／リドカイン注「NM」1%／リドカイン注「NM」2%（ナガセ医薬品-ファイザー-マイラン製薬）
リネゾリド	ザイボックス錠600mg／ザイボックス注射液600mg（ファイザー）
リボスタマイシン硫酸塩	ビスタマイシン筋注500mg／ビスタマイシン筋注1000mg（MeijiSeikaファルマ）
レボブピバカイン塩酸塩	ポプスカイン0.25%注25mg／10mL、ポプスカイン0.25%注25mg／10mL、ポプスカイン0.5%注50mg／10mL、ポプスカイン0.5%注シリンジ50mg／10mL（丸石製薬）
レボフロキサシン水和物	クラビット錠250mg／クラビット錠500mg／クラビット細粒10%（第一三共）
	レボフロキサシンOD錠250mg「トーワ」／レボフロキサシンOD錠500mg「トーワ」（東和薬品）
	レボフロキサシン細粒10%「タカタ」／レボフロキサシン錠100mg「タカタ」（高田製薬）
	レボフロキサシン錠100mg「あすか」（あすか製薬-武田薬品工業）
	レボフロキサシン錠250mg「CEO」／レボフロキサシン錠500mg「CEO」（武田テバ-セオリファーマ-武田薬品工業）
	レボフロキサシン錠250mg「SUN」／レボフロキサシン錠500mg「SUN」（サンファーマ）
	レボフロキサシン錠250mg「YD」／レボフロキサシン錠500mg「YD」（陽進堂）
ロキシスロマイシン	ルリシン錠150mg（サノフィ）
	ロキシスロマイシン錠150mg「MED」（化研生薬-メディサ新薬）
	ロキシスロマイシン錠150mg「JG」（日本ジェネリック-長生堂製薬）
	ロキシスロマイシン錠150mg「サワイ」（沢井製薬）
	ロキシスロマイシン錠150mg「サンド」（サンド）（日本ジェネリック-サンド）
	ロキシスロマイシン錠150mg「ファイザー」（ファイザー-マイラン製薬）
	ロキシスロマイシン錠150mg「日医工」（日医工）
	ロキシスロマイシン錠150mg「RM」（日本ケミファ-ローマン工業,高田製薬-ローマン工業）
ロキソプロフェンナトリウム	オキミナス錠60mg／オキミナス錠（日本ケミファ-日本薬品工業）（日本薬品工業）
	サンロキソ錠（三恵薬品）
	スリノフェン錠60mg（あすか製薬-武田薬品工業）
	ロキソニン錠60mg／ロキソニン細粒10%（第一三共）
	ロキソプロフェンNa細粒10%「サワイ」／ロキソプロフェンNa錠60mg「サワイ」（沢井製薬-メディサ新薬）
	ロキソプロフェンNa錠60mg「YD」（日本ジェネリック-陽進堂）（富士フイルムファーマ-陽進堂）（共和クリティケア-陽進堂）（麻耶堂製薬-陽進堂）
	ロキソプロフェンNa錠60mg「YD」／ロキソプロフェンNa細粒10%「YD」（陽進堂）

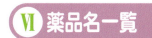

Ⅵ 薬品名一覧

一般名	市販名
ロキソプロフェンナトリウム	ロキソプロフェンNa錠60mg「アメル」（共和薬品工業）
	ロキソプロフェンNa錠60mg「ツルハラ」（鶴原製薬）
	ロキソプロフェンNa錠60mg「テバ」（テバ製薬）
	ロキソプロフェンNa錠60mg「トーワ」（東和薬品）
	ロキソプロフェンNa錠60mg「三和」（三和化学研究所）
	ロキソプロフェンNaテープ50mg「FFP」／ロキソプロフェンNaテープ100mg「FFP」（富士フイルムファーマ）
	ロキソプロフェンNa錠60mg「日新」（日新製薬）
	ロキソプロフェンNa錠60mg「KN」（小林化工）
	ロキソプロフェンナトリウム錠60mg「CH」／ロキソプロフェンナトリウム細粒10%「CH」（日本ジェネリック-長生堂製薬）
	ロキソプロフェンナトリウム錠60mg「クニヒロ」（皇漢堂製薬）
	ロキソプロフェンナトリウム錠60mg「ファイザー」（マイライン製薬-ファイザー）
	ロキソプロフェンナトリウム錠60mg「日医工」／ロキソプロフェンナトリウム細粒10%「日医工」／ロキソプロフェンナトリウム内服液60mg「日医工」（日医工）
	ロキソプロフェン錠60mg「EMEC」（エルメッドエーザイ-エーザイ）
	ロキソマリン錠60mg（テバ製薬-武田テバ薬品）
	ロキフェン錠60mg（龍角散）
	ロキプロナール錠60mg（寿製薬）
	ロゼオール錠60mg／ロゼオール細粒10%（辰巳化学）
	ロブ錠60mg（旭化成ファーマ-大原薬品工業）（大原薬品工業）
ロメフロキサシン塩酸塩	バレオンカプセル100mg／バレオン錠200mg（マイランEPD）
	ロメバクトカプセル100mg（アボットジャパン-塩野義製薬）

● 市販名優先

カッコ内は販売会社

市販名	一般名
アイラックス錠200mg／アイラックス錠400mg（辰巳化学）	アシクロビル
アクチオス錠200／アクチオス錠400／アクチオス顆粒40%（大洋薬品工業）	アシクロビル
「純生」アスピリン（日興製薬販売）	アスピリン
0.5%カルボカイン注／1%カルボカイン注／2%カルボカイン注（アストラゼネカ）	メピバカイン塩酸塩
0.5%塩酸プロカイン注射液「トーワ」（東和薬品）	プロカイン塩酸塩
0.5%塩酸メピバカイン注「NM」／1%塩酸メピバカイン注「NM」／2%塩酸メピバカイン注「NM」（ナガセ医薬品-ファイザー-マイライン製薬）	メピバカイン塩酸塩
0.5%塩酸メピバカイン注PB／1%塩酸メピバカイン注PB／2%塩酸メピバカイン注PB（日本ジェネリック-日新製薬）	メピバカイン塩酸塩
1%塩酸プロカイン注射液「ニッシン」／2%塩酸プロカイン注射液「ニッシン」（日新製薬）	プロカイン塩酸塩
JDガーグル7%（ジェイドルフ製薬）	ポビドンヨード
L-キサール顆粒500（東和薬品、ジェイドルフ製薬-東和薬品）	セファレキシン
L-ケフレックス小児用顆粒／L-ケフレックス顆粒（塩野義製薬）	セファレキシン
PL配合顆粒／幼児用PL配合顆粒（塩野義）	アセトアミノフェン
SG顆粒（塩野義製薬）	アセトアミノフェン
アクチオス点滴静注用250mg（テバ製薬）	アシクロビル
アクチオス顆粒40%（日本ジェネリック-大洋薬品工業）	アシクロビル
アクロマイシンVカプセル50mg／アクロマイシンVカプセル250mg／アクロマイシントローチ15mg／アクロマイシン末（ポーラファルマ）	テトラサイクリン塩酸塩
アシクロビルDS80%「サワイ」／アシクロビル顆粒40%「サワイ」（沢井製薬）	アシクロビル
アシクロビル錠200mg「ファイザー」／アシクロビル錠400mg「ファイザー」（マイラン製薬-ファイザー）	アシクロビル
アシクロビルシロップ8%「タカタ」／アシクロビル顆粒40%「タカタ」（高田製薬）	アシクロビル
アシクロビル錠200mg「CH」／アシクロビル錠400mg「CH」／アシクロビル顆粒40%「JG」／アシクロビル顆粒40%「CH」（日本ジェネリック）	アシクロビル
アシクロビル錠200mg「TCK」／アシクロビル錠400mg「TCK」（辰巳化学）	アシクロビル
アシクロビル錠200mg「サワイ」／アシクロビル錠400mg「サワイ」／アシクロビル点滴静注用250mg「サワイ」（沢井製薬）	アシクロビル
アシクロビル錠200mg「テバ」／アシクロビル錠400mg「テバ」／アシクロビル顆粒40%「CHOS」／アシビル内服ゼリー200mg（テバ製薬）	アシクロビル
アシクロビル錠200mg「トーワ」／アシクロビル錠400mg「トーワ」／アシクロビル顆粒40%「トーワ」（東和薬品）	アシクロビル
アシクロビル点滴静注液250mg「トーワ」／アシクロビル点滴静注用250mg「トーワ」（東和薬品）	アシクロビル
アシクロビル点滴静注液250mgバッグ100mL「アイロム」／アシクロビル点滴静注用250mg「アイロム」（共和クリティケア）	アシクロビル
アシクロビル点滴静注液250mgバッグ100mL「アイロム」／アシクロビル点滴静注用250mg「アイロム」（扶桑薬品）	アシクロビル
アシクロビル点滴静注用250mg「PP」（ポーラファルマ）	アシクロビル
アシクロビル点滴静注用250mg「SN」（シオノケミカル）	アシクロビル

VI 薬品名一覧

市販名	一般名
アシクロビル顆粒40%「CHOS」(シー・エイチ・オー新薬／ファイザー)	アシクロビル
アシクロビン錠200／アシクロビン錠400／アシクロビン顆粒40%／アシビル内服ゼリー800mg (日医工)	アシクロビル
アシクロビン錠200／アシクロビン顆粒40%／アシクロビン点滴静注250mg (日本ケミファ-日医工)	アシクロビル
アシクロメルク錠200／アシクロメルク錠400 (マイラン製薬)	アシクロビル
アジスロマイシン錠250mg「CHM」(ケミックス)	アジスロマイシン
アジスロマイシン錠250mg「DSEP」(全星薬品工業-第一三共エスファ-第一三共)	アジスロマイシン
アジスロマイシン錠250mg「F」(日本ケミファ-富士製薬工業、富士製薬工業)	アジスロマイシン
アジスロマイシン錠250mg「JG」(日本ジェネリック-長生堂製薬)	アジスロマイシン
アジスロマイシン錠250mg「KN」(田辺製薬-田辺三菱製薬-小林化工、小林化工)	アジスロマイシン
アジスロマイシン錠250mg「KOG」(興和-興和創薬)	アジスロマイシン
アジスロマイシン錠250mg「NP」(ニプロ)	アジスロマイシン
アジスロマイシン錠250mg「SN」(シオノケミカル)	アジスロマイシン
アジスロマイシン錠250mg「TCK」(辰巳化学)	アジスロマイシン
アジスロマイシン錠250mg「YD」(陽進堂)	アジスロマイシン
アジスロマイシン錠250mg「アメル」(共和薬品工業)	アジスロマイシン
アジスロマイシン錠250mg「サワイ」(沢井製薬)	アジスロマイシン
アジスロマイシン錠250mg「サンド」(サンド)	アジスロマイシン
アジスロマイシン錠250mg「タカタ」(高田製薬)	アジスロマイシン
アジスロマイシン錠250mg「テバ」(テバ製薬-武田テバ薬品)	アジスロマイシン
アジスロマイシン錠250mg「トーワ」／アジスロマイシン錠500mg「トーワ」(東和薬品)	アジスロマイシン
アジスロマイシン錠250mg「わかもと」(ケミックス-わかもと製薬、わかもと製薬)	アジスロマイシン
アジスロマイシン錠250mg「日医工」／アジスロマイシン錠500mg「日医工」(日医工)	アジスロマイシン
アシビル内服ゼリー200mg／アシビル内服ゼリー800mg (興和-興和創薬-テイコクメディックス) (日医工-テイコクメディックス)	アシクロビル
アシロベックDS80%／アシロベック錠200／アシロベック錠400／アシロベック顆粒40% (沢井製薬)	アシクロビル
アシロミン錠200／アシロミン錠400 (化研生薬)	アシクロビル
アストリックドライシロップ80% (日本化薬)	アシクロビル
アスピリン シオエ (シオエ製薬)	アスピリン
アスピリン／アスピリン原末「マルイシ」(丸石製薬)	アスピリン
アスピリン「ケンエー」(健栄製薬)	アスピリン
アスピリン「日医工」(日医工)	アスピリン
アスピリン「バイエル」(バイエル薬品)	アスピリン
アスピリン「ホエイ」(マイラン製薬)	アスピリン
アスピリン「メタル」(中北薬品)	アスピリン
アスピリン「ヤマゼン」(山善薬品)	アスピリン
アスピリン「ヨシダ」(吉田製薬)	アスピリン
アスペイン (丸石製薬)	アセトアミノフェン
アセチルスピラマイシン錠100／アセチルスピラマイシン錠200 (協和発酵キリン)	スピラマイシン酢酸エステル
アセトアミノフェン (小野薬品工業-東洋製薬化成)	アセトアミノフェン
アセトアミノフェン「JG」原末 (日本ジェネリック-長生堂製薬)	アセトアミノフェン
アセトアミノフェン「ファイザー」原末 (マイラン製薬-ファイザー)	アセトアミノフェン

市販名	一般名
アセトアミノフェン「ヨシダ」(吉田製薬)	アセトアミノフェン
アセトアミノフェン＜ハチ＞(健栄製薬-東洋製薬化成)	アセトアミノフェン
アセトアミノフェンDS小児用20％「タカタ」／アセトアミノフェン錠200mg「タカタ」(高田製薬)	アセトアミノフェン
アセトアミノフェン原末「マルイシ」(丸石製薬)	アセトアミノフェン
アセトアミノフェン坐剤小児用50mg「JG」／＊アセトアミノフェン坐剤小児用100mg「JG」／＊アセトアミノフェン坐剤小児用200mg「JG」(日本ジェネリック-長生堂製薬)	アセトアミノフェン
アセトアミノフェン坐剤小児用50mg「TYK」／アセトアミノフェン坐剤小児用100mg「TYK」／アセトアミノフェン坐剤小児用200mg「TYK」(テバ製薬-武田テバ薬品)	アセトアミノフェン
アセトアミノフェン坐剤小児用50mg「日新」／アセトアミノフェン坐剤小児用100mg「日新」／アセトアミノフェン坐剤小児用200mg「日新」(日新製薬)	アセトアミノフェン
アセトアミノフェン細粒20％(TYK)／アセトアミノフェン錠200mg(TYK)(テバ製薬-武田テバ薬品)	アセトアミノフェン
アセトアミノフェン細粒20％(TYK)／アセトアミノフェン錠200mg(TYK)／アセトアミノフェン坐剤100(TYK)／アセトアミノフェン坐剤200(TYK)(大正薬品工業)	アセトアミノフェン
アセトアミノフェン細粒20％「JG」(日本ジェネリック-長生堂製薬)	アセトアミノフェン
アセトアミノフェン細粒20％「タツミ」／アセトアミノフェン錠200「タツミ」(辰巳化学)	アセトアミノフェン
アセトアミノフェン錠200「タツミ」(日本ジェネリック-辰巳化学)	アセトアミノフェン
アセトアミノフェン錠200mg「JG」／アセトアミノフェン錠300mg「JG」(日本ジェネリック-長生堂製薬)	アセトアミノフェン
アセトアミノフェン錠200mg「テバ」(テバ製薬)	アセトアミノフェン
アップノン錠40mg(コーアイセイ)	フルルビプロフェン
アデフロニック錠25mg／アデフロニックズポ12.5／アデフロニックズポ25／アデフロニックズポ50(テバ製薬)	ジクロフェナクナトリウム
アトミフェンドライシロップ20％／アトミフェン錠200(高田製薬)	アセトアミノフェン
アネトカインビスカス2％(小林化工)(小林化工-ファイザーマイラン製薬)	リドカイン塩酸塩
アフタシール25μg(大正富山医薬品-帝國製薬)	トリアムシノロンアセトニド
アフタゾロン口腔用軟膏0.1％(あゆみ製薬)	デキサメタゾン
アフタッチ口腔用貼付剤25μg(帝人ファーマ)	トリアムシノロンアセトニド
アベロックス錠400mg(富士フィルムファーマ-バイエル薬品)	モキシフロキサシン
アミカシン硫酸塩注100mg「NP」／アミカシン硫酸塩注200mg「NP」(ニプロ)	アミカシン硫酸塩
アミカシン硫酸塩注射液100mg「F」／＊アミカシン硫酸塩注射液200mg「F」(富士製薬工業)	アミカシン硫酸塩
アミカシン硫酸塩注射液100mg「NikP」／アミカシン硫酸塩注射液200mg「NikP」(日医工-日医工ファーマ)	アミカシン硫酸塩
アミカシン硫酸塩注射液100mg「サワイ」／アミカシン硫酸塩注射液200mg「サワイ」(沢井製薬)	アミカシン硫酸塩
アミカシン硫酸塩注射液100mg「日医工」／アミカシン硫酸塩注射液200mg「日医工」(日医工)	アミカシン硫酸塩
アミカマイシン注射液100mg／アミカマイシン注射液200mg(MeijiSeikaファルマ)	アミカシン硫酸塩
アモキシシリンカプセル125mg「NP」／アモキシシリンカプセル250mg「NP」(ニプロ)	アモキシシリン水和物

VI 薬品名一覧

市販名	一般名
アモキシシリンカプセル125mg「タツミ」／アモキシシリンカプセル250mg「タツミ」／アモキシシリン細粒10%「タツミ」／アモキシシリン細粒20%「タツミ」（辰巳化学）	アモキシシリン水和物
アモキシシリンカプセル125mg「トーワ」／アモキシシリンカプセル250mg「トーワ」（東和薬品）	アモキシシリン水和物
アモキシシリンカプセル125mg「日医工」／アモキシシリンカプセル250mg「日医工」（日医工）	アモキシシリン水和物
アモキシシリンカプセル250mg「タツミ」（日本ジェネリック-辰巳化学）	アモキシシリン水和物
アモリンカプセル125／アモリンカプセル250／アモリン細粒10%（武田薬品工業）	アモキシシリン水和物
アルピニー坐剤100／アルピニー坐剤50（50mg）／アルピニー坐剤100（100mg）／アルピニー坐剤200（200mg）（久光製薬、三和化学研究所-久光製薬）	アセトアミノフェン
アルボ錠100mg／アルボ錠200mg（大正富山医薬品-大正製薬）	オキサプロジン
アンヒバ坐剤小児用50mg／アンヒバ坐剤小児用100mg／アンヒバ坐剤小児用200mg（マイランEPD）	アセトアミノフェン
イオダイン10%綿球14／イオダイン10%綿球20／イオダイン10%綿球30／イオダイン10%綿球40／イオダイン10%綿棒12／イオダイン10%綿棒16／イオダイン10%綿棒27／イオダインM消毒液10%／イオダインガーグル液7%／イオダインスクラブ液7.5%（健栄製薬）	ポビドンヨード
イオダインガーグル液7%（日本ジェネリック）	ポビドンヨード
イスキア配合錠（シオノケミカル）	アスピリン
イセパシン注射液200／イセパシン注射液400（MSD）	イセパマイシン
イセパマイシン硫酸塩注射液200mg「サワイ」／イセパマイシン硫酸塩注射液400mg「サワイ」（沢井製薬）	イセパマイシン
イセパマイシン硫酸塩注射液200mg「日医工」／イセパマイシン硫酸塩注射液400mg「日医工」（日医工）	イセパマイシン
イソジンガーグル液7%／イソジンゲル10%／イソジンフィールド液10%／イソジン液10%（MeijiSeikaファルマ-ムンディファーマB.V.）	ポビドンヨード
イトラートカプセル50mg「SW」（沢井製薬）（日本ケミファ-沢井製薬）	イトラコナゾール
イトラコナゾール錠50「MEEK」／イトラコナゾール錠100「MEEK」／イトラコナゾール錠200「MEEK」（MeijiSeikaファルマ-小林化工）（小林化工）	イトラコナゾール
イトラコナゾール錠50mg「日医工」／イトラコナゾール錠100mg「日医工」（日医工）	イトラコナゾール
イトラコナゾール内用液1% UD20mL「日本臓器」（日本臓器製薬）	イトラコナゾール
イトリゾールカプセル50／イトリゾール内用液1%（ヤンセンファーマ）	イトラコナゾール
イブプロフェン錠100mg「タイヨー」／イブプロフェン錠200mg「タイヨー」（テバ製薬）	イブプロフェン
イブプロフェン錠100mg「タツミ」／＊イブプロフェン錠200mg「タツミ」／イブプロフェン顆粒20%「タツミ」（辰巳化学）	イブプロフェン
イブプロフェン顆粒20%「ツルハラ」（鶴原製薬）	イブプロフェン
イミスタン点滴静注用0.25g／イミスタン点滴静注用0.5g（日医工）	イミペネム・シラスタチンナトリウム
イミペネム・シラスタチン点滴用0.25g「サンド」／イミペネム・シラスタチン点滴用0.5g「サンド」（サンド）	イミペネム・シラスタチンナトリウム
インダスト点滴静注用0.25g／インダスト点滴静注用0.5g（テバ製薬）	イミペネム・シラスタチンナトリウム
インテバンSP25／インテバンSP37.5／インテバン坐剤25／インテバン坐剤50（帝国製薬）	インドメタシン

市販名	一般名
インドメタシンカプセル25「イセイ」／インドメタシン坐剤25「イセイ」／インドメタシン坐剤50「イセイ」（コーアイセイ）	インドメタシン
インドメタシン坐剤シオエ12.5／インドメタシン坐剤シオエ25／インドメタシン坐剤シオエ50（シオエ製薬-日本新薬）	インドメタシン
インドメタシン坐剤12.5mg「JG」／インドメタシン坐剤25mg「JG」／インドメタシン坐剤50mg「JG」（日本ジェネリック-長生堂製薬）	インドメタシン
エアーナース軟膏5%／エアーナースクリーム5%（ラクール薬品販売-東光薬品工業）	アシクロビル
エクサシン注射液200／エクサシン注射液400（旭化成ファーマ-）	イセパマイシン
エトドラク錠100「KN」／エトドラク錠200「KN」（小林化工）	エトドラク
エトドラク錠100mg「JG」／エトドラク錠200mg「JG」（日本ジェネリック-大興製薬）	エトドラク
エトドラク錠100mg「SW」／エトドラク錠200mg「SW」（沢井製薬）	エトドラク
エトドラク錠100mg「オーハラ」／エトドラク錠200mg「オーハラ」（大原薬品工業）	エトドラク
エトドラク錠100mg「タイヨー」／エトドラク錠200mg「タイヨー」（テバ製薬）	エトドラク
エトドラク錠100mg「トーワ」／エトドラク錠200mg「トーワ」（東和薬品）	エトドラク
エトドラク錠200mg「SW」（旭化成ファーマ-沢井製薬）	エトドラク
エピリド配合注歯科用カートリッジ1.8mL（ニプロ）	リドカイン塩酸塩
エリスロシン錠100mg／エリスロシン錠200mg（マイランEPD）	エリスロマイシンステアリン酸塩
エリスロマイシン錠200mg「サワイ」（沢井製薬）	エリスロマイシン
エルタシン注10mg／エルタシン注40mg／エルタシン注60mg（富士製薬工業）	ゲンタマイシン硫酸塩
エンペシドトローチ10mg（バイエル薬品）	クロトリマゾール
オーラ注歯科用カートリッジ1.0mL／＊オーラ注歯科用カートリッジ1.8mL（昭和薬品化工）	リドカイン塩酸塩
オキシテトラコーン歯科用挿入剤5mg／テトラサイクリン塩酸塩パスタ3%「昭和」（昭和薬品化工）	テトラサイクリン塩酸塩
オキシテトラサイクリン塩酸塩（陽進堂）	ポリミキシンB硫酸塩 オキシテトラサイクリン塩酸塩
オキミナス錠60mg／オキミナス錠（日本ケミファ-日本薬品工業）（日本薬品工業）	ロキソプロフェンナトリウム
オステラック錠100／オステラック錠200（あすか製薬-武田薬品工業）	エトドラク
オスペイン錠100mg／オスペイン錠200（日医工）（日本薬品工業-日医工）	エトドラク
オゼックス錠75／オゼックス錠150（大正富山医薬品-富山化学工業）	トスフロキサシントシル酸塩水和物
オパイリン錠125mg／オパイリン錠250mg（大正富山医薬品-大正製薬）	フルフェナム酸アルミニウム
オフロキサシン錠100mg「JG」（日本ジェネリック-長生堂製薬）	オフロキサシン
オフロキサシン錠100mg「サワイ」（沢井製薬）	オフロキサシン
オフロキサシン錠100mg「ツルハラ」（鶴原製薬）	オフロキサシン
オフロキサシン錠100mg「テバ」（テバ製薬-武田テバ薬品）	オフロキサシン
オラセフ錠250mg（グラクソ・スミスクライン-第一三共，グラクソ・スミスクライン）	セフロキシムアキセチル
オルガドロン注射液1.9mg／オルガドロン注射液3.8mg／オルガドロン注射液19mg（共和クリティケア）	デキサメタゾン
オルテクサー口腔用軟膏0.1%（日本ジェネリック-福地製薬）	トリアムシノロンアセトニド
オルテクサー口腔用軟膏0.1%（ビーブランド・メディコデンタル-福地製薬）	トリアムシノロンアセトニド
カフコデN配合錠（ファイザー）	アセトアミノフェン
カルジール錠200（テバ製薬）	アセトアミノフェン
カルベニン点滴用0.25g／カルベニン点滴用0.5g（第一三共）	パニペネム・ベタミプロン

VI 薬品名一覧

市販名	一般名
カルボカインアンプル注0.5%／カルボカインアンプル注1%／カルボカインアンプル注2%（アストラゼネカ-日本新薬）	メピバカイン塩酸塩
カロナールシロップ2%／カロナール坐剤100／カロナール坐剤200／カロナール坐剤400／カロナール坐剤小児用50／カロナール細粒20%／カロナール細粒50%／カロナール錠200／カロナール錠300／カロナール錠500（あゆみ製薬）	アセトアミノフェン
カロナール坐剤100／カロナール坐剤200（高田製薬）	アセトアミノフェン
キシレステシンA注射液（カートリッジ）（3MDeutschlandGmbH 3M-スリーエムジャパン-白水貿易）	リドカイン塩酸塩
キシロカインビスカス2%／キシロカインポンプスプレー8%（アストラゼネカ）	リドカイン塩酸塩
キシロカイン注射液「0.5%」エピレナミン（1：100,000）含有／キシロカイン注射液「1%」エピレナミン（1：100,000）含有／キシロカイン注射液「2%」エピレナミン（1：80,000）含有（アストラゼネカ）	リドカイン塩酸塩
キョーリンAP2配合顆粒（杏林製薬）	シメトリド
	無水カフェイン
クーペラシン顆粒2%／クーペラシン錠50mg／クーペラシン錠100mg（高田製薬）	ミノサイクリン塩酸塩
クラビット錠250mg／クラビット錠500mg／クラビット細粒10%（第一三共）	レボフロキサシン水和物
クラフォラン注射用0.5g／クラフォラン注射用1g（サノフィ）	セフォタキシム
クラリシッド錠200mg（マイラインEPD-大正製薬）	クラリスロマイシン
クラリスロマイシン錠200「EMEC」（メディサ新薬-エルメッドエーザイ-エーザイ）	クラリスロマイシン
クラリスロマイシン錠200「TCK」（辰巳化学）	クラリスロマイシン
クラリスロマイシン錠200mg「CH」（日本ジェネリック-長生堂製薬）	クラリスロマイシン
クラリスロマイシン錠200mg「NP」（ニプロ）	クラリスロマイシン
クラリスロマイシン錠200mg「NPI」（日本ケミファ-日本薬品）（日本薬品工業）	クラリスロマイシン
クラリスロマイシン錠200mg「PH」（キョーリンリメディオ）	クラリスロマイシン
クラリスロマイシン錠200mg「サワイ」（沢井製薬）	クラリスロマイシン
クラリスロマイシン錠200mg「サンド」（サンド）（日本ジェネリック-サンド）	クラリスロマイシン
クラリスロマイシン錠200mg「タイヨー」（テバ製薬）	クラリスロマイシン
クラリスロマイシン錠200mg「タカタ」（高田製薬）（大原薬品工業-高田製薬）	クラリスロマイシン
クラリスロマイシン錠200mg「タナベ」（田辺製薬販売-田辺三菱製薬）	クラリスロマイシン
クラリスロマイシン錠200mg「トーワ」（東和薬品）	クラリスロマイシン
クラリスロマイシン錠200mg「マイラン」（マイラン製薬-ファイザー）	クラリスロマイシン
クラリスロマイシン錠200mg「杏林」（杏林製薬-キョーリンメディオ）（富士フィルムファーマ-キョーリンメディオ）	クラリスロマイシン
クラリスロマイシン錠200mg「日医工」（日医工）	クラリスロマイシン
クラリス錠200（大正富山医薬品-大正製薬）	クラリスロマイシン
クラロイシン錠200（科研製薬-シオノケミカル）	クラリスロマイシン
クリンダマイシンリン酸エステル注300mg「F」／クリンダマイシンリン酸エステル注600mg「F」（富士製薬工業）	クリンダマイシンリン酸エステル
クリンダマイシンリン酸エステル注300mg「トーワ」／クリンダマイシンリン酸エステル注600mg「トーワ」（東和薬品）	クリンダマイシンリン酸エステル
クリンダマイシンリン酸エステル注射液300mg「NP」／クリンダマイシンリン酸エステル注射液600mg「NP」（ニプロ）	クリンダマイシンリン酸エステル
クリンダマイシンリン酸エステル注射液300mg「サワイ」／クリンダマイシンリン酸エステル注射液600mg「サワイ」（沢井製薬）	クリンダマイシンリン酸エステル
クリンダマイシン注300mgシリンジ「タイヨー」／クリンダマイシン注600mgシリンジ「タイヨー」（テバ製薬）	クリンダマイシンリン酸エステル

市販名	一般名
グレースビット錠50mg／グレースビット細粒10%（第一三共）	シタフロキサシン
グロスパールシロップ8%／グロスパール顆粒40%／グロスパール顆粒40%（高田製薬）	アシクロビル
クロロマイセチンサクシネート静注用1g（第一三共）	クロラムフェニコールコハク酸エステルナトリウム
クロロマイセチン局所用液5%／クロロマイセチン錠50／クロロマイセチン錠250（第一三共）	クロラムフェニコール
ケナコルト-A筋注用関節腔内用水懸注40mg／1mL／ケナコルト-A皮内用関節腔内用水懸注50mg／5mL（ブリストル・マイヤーズスクイブ）	トリアムシノロンアセトニド
ケナログ口腔用軟膏0.1%（ブリストル・マイヤーズスクイブ）	トリアムシノロンアセトニド
ケフラールカプセル250mg（塩野義製薬）	セファクロル
ケフレックスカプセル250mg／ケフレックスシロップ用細粒100／ケフレックスシロップ用細粒200（塩野義製薬）	セファレキシン
ケミスポリン静注用0.25g／ケミスポリン静注用0.5g／ケミスポリン静注用1g（ケミックス）	セフォチアム塩酸塩
ゲンタシン注10／ゲンタシン注40／ゲンタシン注60（MSD）	ゲンタマイシン硫酸塩
ゲンタマイシン硫酸塩注射液10mg「日医工」／ゲンタマイシン硫酸塩注射液40mg「日医工」／ゲンタマイシン硫酸塩注射液60mg「日医工」（日医工）	ゲンタマイシン硫酸塩
コアキシン注射用1g／コアキシン注射用2g（ケミックス）	セファロチン
コートリル錠10mg（ファイザー）	ヒドロコルチゾン
コーパロン歯科用表面麻酔液6%（昭和薬品化）	テトラカイン塩酸塩
コカール錠200mg／コカールドライシロップ40%／コカール小児用ドライシロップ20%（三和化学研究所）	アセトアミノフェン
サールツー細粒20%／サールツー錠200mg／サールツーシロップ小児用2%／サールツードライシロップ小児用20%（東和薬品）	アセトアミノフェン
ザイボックス錠600mg／ザイボックス注射液600mg（ファイザー）	リネゾリド
サクシゾン注射用100mg／サクシゾン注射用300mg（テバ製薬-武田テバ薬品）	ヒドロコルチゾンコハク酸エステルナトリウム
サラザック配合顆粒（テバ製薬）	アセトアミノフェン
ザルトプロフェン錠80「タツミ」（辰巳化学）	ザルトプロフェン
ザルトプロフェン錠80mg「YD」（富士フイルムファーマ-陽進堂、陽進堂、日本ジェネリック-陽進堂）	ザルトプロフェン
ザルトプロフェン錠80mg「サワイ」（沢井製薬）	ザルトプロフェン
ザルトプロフェン錠80mg「テバ」（テバ製薬）	ザルトプロフェン
ザルトプロフェン錠80mg「日医工」（日医工）	ザルトプロフェン
サワシリンカプセル125／サワシリンカプセル250／サワシリン細粒10%／サワシリン錠250（アステラス製薬）	アモキシシリン水和物
サンロキソ錠（三恵薬品）	ロキソプロフェンナトリウム
シオセシン注射液200／シオセシン注射液400（シオノケミカル）	イセパマイシン
ジクロフェナクNa坐剤12.5mg「ツルハラ」／ジクロフェナクNa坐剤25mg「ツルハラ」／ジクロフェナクNa坐剤50mg「ツルハラ」（鶴原製薬）	ジクロフェナクナトリウム
ジクロフェナクNa坐剤25mg「日新」／ジクロフェナクNa坐剤50mg「日新」（久光製薬-日新製薬）	ジクロフェナクナトリウム
ジクロフェナクNa錠25mg「NP」（ニプロ）	ジクロフェナクナトリウム
ジクロフェナクNa錠25mg「TCK」（辰巳化学、日本ジェネリック-辰巳化学）	ジクロフェナクナトリウム
ジクロフェナクNa錠25mg「YD」（日医工-陽進堂、陽進堂）	ジクロフェナクナトリウム

VI 薬品名一覧

市販名	一般名
ジクロフェナクNa錠25mg「ツルハラ」（鶴原製薬）	ジクロフェナクナトリウム
ジクロフェナクNa錠25mg「トーワ」（東和薬品、日医工-東和薬品）	ジクロフェナクナトリウム
ジクロフェナクナトリウム坐剤12.5mg「日医工」／ジクロフェナクナトリウム坐剤25mg「日医工」／ジクロフェナクナトリウム坐剤50mg「日医工」（日医工）	ジクロフェナクナトリウム
ジクロフェナクナトリウム坐剤12.5mg「CH」／ジクロフェナクナトリウム坐剤25mg「CH」／ジクロフェナクナトリウム坐剤50mg「CH」（日本ジェネリック-長生堂製薬）	ジクロフェナクナトリウム
ジクロフェナクナトリウム坐剤12.5mg「JG」／ジクロフェナクナトリウム坐剤25mg「JG」／ジクロフェナクナトリウム坐剤50mg「JG」（日本ジェネリック）	ジクロフェナクナトリウム
ジスロマック錠250mg／ジスロマックSR成人用ドライシロップ2g（ファイザー）	アジスロマイシン
ジソペイン錠75（田辺三菱製薬）	モフェゾラク
シバスタン錠100mg／シバスタン錠200mg（鶴原製薬）	シプロフロキサシン
シプロキサン錠100mg／シプロキサン錠200mg（バイエル薬品）	シプロフロキサシン
シプロキサン注200mg／シプロキサン注400mg／シプロキサン注300mg（富士フィルムファーマ--バイエル薬品）	シプロフロキサシン
シプロフロキサシンDU点滴静注300mg／250mL「明治」（MeijiSeikaファルマ）	シプロフロキサシン
シプロフロキサシンDU点滴静注液300mg／250mL「サワイ」／シプロフロキサシン錠100mg「SW」／＊シプロフロキサシン錠200mg「SW」（沢井製薬）	シプロフロキサシン
シプロフロキサシン錠100mg「JG」／シプロフロキサシン錠200mg「JG」（日本ジェネリック-長生堂製薬）	シプロフロキサシン
シプロフロキサシン錠100mg「TCK」／シプロフロキサシン錠200mg「TCK」（辰巳化学）	シプロフロキサシン
シプロフロキサシン錠100mg「トーワ」／シプロフロキサシン錠200mg「トーワ」（東和薬品）	シプロフロキサシン
シプロフロキサシン錠100mg「日医工」／シプロフロキサシン錠200mg「日医工」（日医工）	シプロフロキサシン
シプロフロキサシン錠200mg「SW」（旭化成ファーマ-沢井製薬）	シプロフロキサシン
シプロフロキサシン点滴静注200mg／100mL「明治」／シプロフロキサシン点滴静注300mg／150mL「明治」（MeijiSeikaファルマ）	シプロフロキサシン
シプロフロキサシン点滴静注液200mg「DK」／シプロフロキサシン点滴静注液300mg「DK」（テバ製薬-大興製薬）	シプロフロキサシン
シプロフロキサシン点滴静注液200mg「NP」／シプロフロキサシン点滴静注液300mg「NP」／シプロフロキサシンDU点滴静注液300mg／250mL「NP」（ニプロ）	シプロフロキサシン
シプロフロキサシン点滴静注液200mg「ケミファ」／シプロフロキサシン点滴静注液300mg「ケミファ」（日本ケミファ-シオノケミカル）	シプロフロキサシン
シプロフロキサシン点滴静注液200mg「サワイ」／シプロフロキサシン点滴静注液300mg「サワイ」（沢井製薬）	シプロフロキサシン
シプロフロキサシン点滴静注液200mg「タイヨー」／シプロフロキサシン点滴静注液300mg「タイヨー」（テバ製薬）	シプロフロキサシン
シプロフロキサシン点滴静注液200mg「日医工」／シプロフロキサシン点滴静注液300mg「日医工」／シプロフロキサシンDU点滴静注液300mg／250mL「日医工」（日医工）	シプロフロキサシン
ジョサマイシロップ3％／ジョサマイドライシロップ10％／ジョサマイシン錠50mg／ジョサマイシン錠200mg（アステラス製薬）	ジョサマイシン
スキャンドネストカートリッジ3％（日本歯科薬品）	メピバカイン塩酸塩

市販名	一般名
スタデルムクリーム5%／スタデルム軟膏5%（鳥居薬品）	イブプロフェン
スペルゾン静注用0.5g／スペルゾン静注用1g（ケミックス）	セフォペラゾン
スリノフェン錠60mg（あすか製薬-武田薬品工業）	ロキソプロフェンナトリウム
スルガム錠100mg／スルガム錠200mg（サノフィ）	チアプロフェン酸
スルタムジン静注用0.5g／スルタムジン静注用1g（ポーラファルマ）	セフォペラゾン
スルペラゾン静注用0.5g／スルペラゾン静注用1g／スルペラゾンキット静注用1g（ファイザー）	セフォペラゾン
セファクロルカプセル250mg「JG」／セファクロル細粒小児用10％「JG」（日本ジェネリック）	セファクロル
セファクロルカプセル250mg「SN」（あゆみ製薬-シオノケミカル、シオノケミカル）	セファクロル
セファクロルカプセル250mg「TCK」（辰巳化学）	セファクロル
セファクロルカプセル250mg「サワイ」（沢井製薬）	
セファクロルカプセル250mg「トーワ」（東和薬品）	セファクロル
セファクロルカプセル250mg「日医工」／セファクロル細粒10％「日医工」／セファクロル細粒20％「日医工」（日医工）	セファクロル
セファゾリンNa注射用0.25g「NP」／セファゾリンNa注射用0.5g「NP」／セファゾリンNa注射用1g「NP」／セファゾリンNa注射用2g「NP」／＊セファゾリンNa点滴静注用1gバッグ「NP」（ニプロ）	セファゾリン
セファゾリンNa注射用0.25g「タイヨー」／＊セファゾリンNa注射用0.5g「タイヨー」／＊セファゾリンNa注射用1g「タイヨー」／＊セファゾリンNa注射用2g「タイヨー」（テバ製薬）	セファゾリン
セファゾリンNa点滴静注用1gバッグ「NP」／セフマゾン点滴静注用バッグ1g（日医工-ニプロ）	セファゾリン
セファゾリンNa点滴静注用1gバッグ「オーツカ」（大塚製薬-大塚製薬工場）	セファゾリン
セファゾリンナトリウム注射用0.25g「日医工」／セファゾリンナトリウム注射用0.5g「日医工」／セファゾリンナトリウム注射用1g「日医工」／セファゾリンナトリウム注射用2g「日医工」（日医工）	セファゾリン
セファピコール静注用0.25g／セファピコール静注用0.5g／セファピコール静注用1g（テバ製薬）	セフォチアム塩酸塩
セファメジンα筋注用0.25g／セファメジンα筋注用0.5g／セファメジンα注射用0.25g／セファメジンα注射用0.5g／セファメジンα注射用1g／セファメジンα注射用2g／セファメジンα点滴用キット1g／セファメジンα点滴用キット2g（アステラス製薬）	セファゾリン
セファレキシンカプセル250mg「トーワ」（東和薬品）	セファレキシン
セファレキシンドライシロップ小児用50％「日医工」／セファレキシン錠250「日医工」（日医工）	セファレキシン
セファレキシン顆粒500mg「JG」（日本ジェネリック-長生堂製薬）	セファレキシン
セフェピム塩酸塩静注用0.5g「CMX」／セフェピム塩酸塩静注用1g「CMX」（ケミックス）	セフェピム塩酸塩水和物
セフェピム塩酸塩静注用0.5g「サンド」／セフェピム塩酸塩静注用1g「サンド」（サンド）	セフェピム塩酸塩水和物
セフェピム塩酸塩静注用1g「サンド」（ニプロ-サンド）	セフェピム塩酸塩水和物
セフォセフ静注用0.5g／セフォセフ静注用1g（沢井製薬）	セフォペラゾン
セフォタックス注射用0.5g／セフォタックス注射用1g（日医工サノフィ-日医工）	セフォタキシム

VI 薬品名一覧

市販名	一般名
セフォチアム塩酸塩静注用0.25g「NP」／セフォチアム塩酸塩静注用0.5g「NP」／セフォチアム塩酸塩静注用1g「NP」／セフォチアム塩酸塩点滴静注用1gバッグ「NP」（ニプロ）	セフォチアム塩酸塩
セフォチアム塩酸塩静注用0.25g「SN」／セフォチアム塩酸塩静注用0.5g「SN」／セフォチアム塩酸塩静注用1g「SN」（シオノケミカル）	セフォチアム塩酸塩
セフォチアム塩酸塩静注用0.25g「日医工」／セフォチアム塩酸塩静注用0.5g「日医工」／セフォチアム塩酸塩静注用1g「日医工」／セフォチアム静注用1gバッグ「日医工」（日医工）	セフォチアム塩酸塩
セフォビッド注射用1g（富士フイルムファーマ-）	セフォペラゾン
セフォペラジン注射用1g（大正富山医薬品-富山化学工業）	セフォペラゾン
セフォン静注用0.5g／セフォン静注用1g（日医工）	セフォペラゾン
セフカペンピボキシル塩酸塩錠100mg「YD」（富士フイルムファーマ-陽進堂）	セフカペンピボキシル
セフカペンピボキシル塩酸塩錠75mg「TCK」／セフカペンピボキシル塩酸塩錠100mg「TCK」（辰巳化学）	セフカペンピボキシル
セフカペンピボキシル塩酸塩錠75mg「YD」／セフカペンピボキシル塩酸塩錠100mg「YD」（陽進堂）	セフカペンピボキシル
セフカペンピボキシル塩酸塩錠75mg「サワイ」／セフカペンピボキシル塩酸塩錠100mg「サワイ」（沢井製薬）	セフカペンピボキシル
セフカペンピボキシル塩酸塩錠75mg「トーワ」／セフカペンピボキシル塩酸塩錠100mg「トーワ」（東和薬品-シー・エイチ・オー新薬）	セフカペンピボキシル
セフカペンピボキシル塩酸塩錠75mg「ファイザー」／セフカペンピボキシル塩酸塩錠100mg「ファイザー」（マイライン製薬-ファイザー）	セフカペンピボキシル
セフカペンピボキシル塩酸塩錠75mg「日医工」／セフカペンピボキシル塩酸塩錠100mg「日医工」（日医工）	セフカペンピボキシル
セフキソン静注用0.5g／セフキソン静注用1g（シオノケミカル、富士フイルムファーマ--シオノケミカル）	セフトリアキソンナトリウム
セフジトレンピボキシル細粒10%小児用「日医工」／セフジトレンピボキシル錠100mg「日医工」（日医工）	セフジトレンピボキシル
セフジトレンピボキシル細粒小児用10%「トーワ」／セフジトレンピボキシル錠100mg「トーワ」（東和薬品）	セフジトレンピボキシル
セフジトレンピボキシル小児用細粒10%「CH」／セフジトレンピボキシル錠100mg「CH」（日本ジェネリック-長生堂製薬）	セフジトレンピボキシル
セフジニルカプセル50mg「JG」／セフジニルカプセル100mg「JG」（日本ジェネリック-長生堂製薬）	セフジニル
セフジニルカプセル50mg「TCK」／セフジニルカプセル100mg「TCK」（辰巳化学）	セフジニル
セフジニルカプセル50mg「TYK」／セフジニルカプセル100mg「TYK」（テバ製薬-武田テバ薬品）	セフジニル
セフジニルカプセル50mg「YD」／セフジニルカプセル100mg「YD」（陽進堂）	セフジニル
セフジニルカプセル50mg「ファイザー」／セフジニルカプセル100mg「ファイザー」（マイラン製薬-ファイザー）	セフジニル
セフジニルカプセル50mg「日医工」／セフジニルカプセル100mg「日医工」（日医工）	セフジニル
セフジニル錠50mg「MED」／セフジニル錠100mg「MED」（化研生薬-メディサ新薬）	セフジニル
セフジニル錠50mg「サワイ」／セフジニル錠100mg「サワイ」（沢井製薬）	セフジニル
セフゾンカプセル50mg／セフゾンカプセル100mg（アステラス）	セフジニル

市販名	一般名
セフトリアキソンNa静注用0.5g「サワイ」／セフトリアキソンNa静注用1g「サワイ」（沢井製薬）	セフトリアキソンナトリウム
セフトリアキソンNa静注用0.5g「サンド」／セフトリアキソンNa静注用1g「サンド」（サンド）	セフトリアキソンナトリウム
セフトリアキソンNa静注用0.5g「テバ」／セフトリアキソンNa静注用1g「テバ」（テバ製薬）	セフトリアキソンナトリウム
セフトリアキソンNa静注用0.5g「ファイザー」／セフトリアキソンNa静注用1g「ファイザー」／セフトリアキソンナトリウム点滴静注用バッグ1g「ファイザー」（ファイザー-マイライン製薬）	セフトリアキソンナトリウム
セフトリアキソンナトリウム静注用0.5g「日医工」／セフトリアキソンナトリウム静注用1g「日医工」／（日医工）	セフトリアキソンナトリウム
セフトリアキソンナトリウム点滴用1gバッグ「NP」（サンド-ニプロ、日医工-ニプロ）	セフトリアキソンナトリウム
セフニールカプセル50mg／セフニールカプセル100mg（東和薬品）	セフジニル
セフピロム硫酸塩静注用0.5g「CMX」／セフピロム硫酸塩静注用1g「CMX」（ケミックス）	セフピロム
セフポドキシムプロキセチル錠100「TCK」（辰巳化学）	セフポドキシムプロキセチル
セフポドキシムプロキセチル錠100mg「JG」（日本ジェネリック-長生堂製薬）	セフポドキシムプロキセチル
セフポドキシムプロキセチル錠100mg「サワイ」（沢井製薬）	セフポドキシムプロキセチル
セフポドキシムプロキセチル錠100mg「タイヨー」（テバ製薬）	セフポドキシムプロキセチル
セフポドキシムプロキセチル錠100mg「トーワ」（東和薬品）	セフポドキシムプロキセチル
セフメタゾールNa静注用0.25g「NP」／セフメタゾールNa静注用0.5g「NP」／セフメタゾールNa静注用1g「NP」／セフメタゾールNa静注用2g「NP」／セフメタゾールナトリウム点滴静注用バッグ1g「NP」／セフメタゾールナトリウム点滴静注用バッグ2g「NP」（ニプロ）	セフメタゾールナトリウム
セフメタゾールNa静注用0.25g「タイヨー」／セフメタゾールNa静注用0.5g「タイヨー」／セフメタゾールNa静注用1g「タイヨー」／セフメタゾールNa静注用2g「タイヨー」（テバ製薬）	セフメタゾールナトリウム
セフメタゾールNa静注用0.25g「テバ」／セフメタゾールNa静注用0.5g「テバ」／セフメタゾールNa静注用1g「テバ」／セフメタゾールNa静注用2g「テバ」（テバ製薬）	セフメタゾールナトリウム
セフメタゾールナトリウム静注用0.25g「日医工」／セフメタゾールナトリウム静注用0.5g「日医工」／セフメタゾールナトリウム静注用1g「日医工」／セフメタゾールナトリウム静注用2g「日医工」（日医工）	セフメタゾールナトリウム
セフメタゾン筋注用0.5g／セフメタゾン静注用0.25g／セフメタゾン静注用0.5g／セフメタゾン静注用1g／セフメタゾン静注用2g／セフメタゾンキット点滴静注用1g（第一三共）	セフメタゾールナトリウム
セフロニック静注用0.5g／セフロニック静注用1g（テバ製薬）	セフォペラゾン
セラピナ配合顆粒（シオノケミカル、シオノケミカル-ファイザー）	アセトアミノフェン
センセファリンカプセル125／センセファリンカプセル250／センセファリンシロップ用細粒10％／センセファリンシロップ用細粒20％（武田薬品工業）	セファレキシン
ゾビラックスクリーム5％／ゾビラックス錠200／ゾビラックス錠400／ゾビラックス点滴静注用250／ゾビラックス軟膏5％／ゾビラックス顆粒40％（グラクソ・スミスクライン）	アシクロビル
ソランタール錠50mg／ソランタール錠100mg（アステラス製薬）	チアラミド塩酸塩
ソル・コーテフ注射用100mg（ファイザー）	ヒドロコルチゾンコハク酸エステルナトリウム
ソルコート静注液100mg（富士製薬工業）	デキサメタゾン

VI 薬品名一覧

市販名	一般名
ソレトン錠80（日本ケミファ）	ザルトプロフェン
ソレング錠80（杏林製薬-キョーリンメディオ）	ザルトプロフェン
ダイスパス錠25mg（扶桑薬品工業-ダイト）	ジクロフェナクナトリウム
ダラシンS注射液300mg／ダラシンS注射液600mg／ダラシンカプセル75mg／ダラシンカプセル150mg（ファイザー）	クリンダマイシンリン酸エステル
タリビッド錠100mg（第一三共）	オフロキサシン
タリフロン錠100mg（東和薬品）	オフロキサシン
チエクール点滴用0.25g／チエクール点滴用0.5g（沢井製薬）	イミペネム・シラスタチンナトリウム
チエナム筋注用0.5g／チエナム点滴静注用0.25g／チエナム点滴静注用0.5g／チエナム点滴静注用キット0.5g（MSD）	イミペネム・シラスタチンナトリウム
チエペネム点滴静注用0.25g／チエペネム点滴静注用0.5g（日本ケミファ-シオノケミカル）	イミペネム・シラスタチンナトリウム
チオガム錠100mg／チオガム錠200mg（小林化工）	チアプロフェン酸
チカタレン錠25mg（コーアイセイ）	ジクロフェナクナトリウム
ツムラ立効散エキス顆粒（医療用）（ツムラ）	立効散
デカドロンエリキシル0.01％／デカドロン錠0.5mg／デカドロン錠4mg（日医工）	デキサメタゾン
デカドロン注射液1.65mg／デカドロン注射液3.3mg／デカドロン注射液6.6mg（アスペンジャパン）	デキサメタゾン
デキサート注射液1.65mg／デキサート注射液3.3mg／デキサート注射液6.6mg（富士製薬工業）	デキサメタゾン
デキサメサゾンエリキシル0.01％「ニッシン」（日新薬）	デキサメタゾン
デキサメタゾン軟膏口腔用0.1％「CH」（日本ジェネリック-長生堂製薬）	デキサメタゾン
デキサルチン口腔用軟膏1mg／g（日本化薬）	デキサメタゾン
デスパコーワ口腔用クリーム（興和-興和創薬）	ヒドロコルチゾン酢酸エステル クロルヘキシジン塩酸塩 ジフェンヒドラミンサリチル酸塩 ベンザルコニウム塩化物液
テトカイン注用20mg「杏林」（杏林製薬）	テトラカイン塩酸塩
テトラサイクリン・プレステロン歯科用軟膏（日本歯科薬品）	エピジヒドロコレステリン テトラサイクリン塩酸塩
テトラサイクリン・プレステロン歯科用軟膏（日本歯科薬品）	テトラサイクリン塩酸塩
デポ・メドロール20mg／デポ・メドロール40mg／デポ・メドロール水懸注20mg／デポ・メドロール水懸注40mg／メドロール錠2mg／メドロール錠4mg（ファイザー）	メチルプレドニゾロン
テラ・コートリル軟膏（陽進堂）	テトラサイクリン塩酸塩
テラ・コートリル軟膏（陽進堂）	ヒドロコルチゾン オキシテトラサイクリン塩酸塩
デルゾン口腔用軟膏0.1％（日医工-池田薬品工業）	デキサメタゾン
トキオ注射用0.25g／トキオ注射用0.5g／トキオ注射用1g／トキオ注射用2g（コーアイセイ）	セファゾリン
トキクロルカプセル250mg（コーアイセイ）	セファクロル
トスキサシン錠75mg／トスキサシン錠150mg（マイラインEPD）	トスフロキサシントシル酸塩水和物
トスフロキサシントシル酸塩錠150mg「TCK」（富士フィルムファーマ-辰巳化学）	トスフロキサシントシル酸塩水和物
トスフロキサシントシル酸塩錠75mg「NP」／トスフロキサシントシル酸塩錠150mg「NP」（ニプロ）	トスフロキサシントシル酸塩水和物
トスフロキサシントシル酸塩錠75mg「TYK」／トスフロキサシントシル酸塩錠150mg「TYK」（テバ製薬-武田テバ薬品）	トスフロキサシントシル酸塩水和物

市販名	一般名
トブラシン注60mg／トブラシン注90mg／トブラシン注小児用10mg（ジェイドルフ製薬-東和薬品）	トブラマイシン
トミロン錠100（昭和薬品化工-富山化学工業）	セフテラムピボキシル
トミロン錠50／トミロン錠100（大正富山医薬品-富山化学工業）	セフテラムピボキシル
トラムセット配合錠（ヤンセンファーマ、持田製薬-ヤンセンファーマ）	アセトアミノフェン
ナイキサン錠100mg（田辺製薬販売-田辺三菱製薬）	ナプロキセン
ナスパルン静注用0.5g／ナスパルン静注用1g（シオノケミカル）	セフォペラゾン
ナタジール点滴静注用250mg（ニプロ）	アシクロビル
ニフラン錠（田辺三菱製薬）	プラノプロフェン
ネオザロカインパスタ（ネオ製薬工業）	アミノ安息香酸エチル
	塩酸パラブチルアミノ安息香酸ジエチルアミノエチル
ネオヨジンガーグル7％／ネオヨジンゲル10％／ネオヨジンスクラブ7.5％／ネオヨジン外用液10％（岩城製薬）	ポピドンヨード
ノイリトールカプセル250mg（コーアイセイ）	メフェナム酸
パイペラック錠100mg／パイペラック錠200mg（テバ製薬-武田テバ薬品）	エトドラク
パイペラック錠200mg（ニプロ）	エトドラク
ハイペン錠100mg／ハイペン錠200mg（日本新薬）	エトドラク
ハイポピロン外用液10％（三恵薬品）	ポピドンヨード
バクフォーゼ静注用0.5g／バクフォーゼ静注用1g（東和薬品）	セフォペラゾン
パセトシンカプセル125／パセトシンカプセル250／パセトシン細粒10％／パセトシン錠250（協和発酵キリン）	アモキシシリン水和物
バナン錠100mg（第一三共、第一三共-グラクソ・スミスクライン）	セフポドキシムプロキセチル
パニマイシン注射液50mg／パニマイシン注射液100mg／注射用パニマイシン100mg（MeijiSeikaファルマ）	ジベカシン
バファリン配合錠A330（ライオン-エーザイ）	アスピリンダイアルミネート
パラセタ坐剤小児用50／パラセタ坐剤100／パラセタ坐剤200（シオエ製薬-日本新薬）	アセトアミノフェン
ハリケインゲル歯科用20％／ハリケインリキッド歯科用20％（サンデンタル-アグサジャパン）	アミノ安息香酸エチル
バレオンカプセル100mg／バレオン錠200mg（マイランEPD）	ロメフロキサシン塩酸塩
ハロスポア静注用0.25g／ハロスポア静注用0.5g／ハロスポア静注用1g（大正富山医薬品-富山化学工業）	セフォチアム塩酸塩
バンコマイシン塩酸塩点滴静注用0.5g「サワイ」（沢井製薬）	バンコマイシン塩酸塩
バンコマイシン塩酸塩点滴静注用0.5g「サンド」（サンド）	バンコマイシン塩酸塩
バンコマイシン塩酸塩点滴静注用0.5g「タイヨー」（テバ製薬）	バンコマイシン塩酸塩
バンコマイシン塩酸塩点滴静注用0.5g「ファイザー」／バンコマイシン塩酸塩点滴静注用1g「ファイザー」（マイラン製薬-ファイザー）	バンコマイシン塩酸塩
バンコマイシン塩酸塩点滴静注用0.5g「日医工」（日医工）	バンコマイシン塩酸塩
パンスポリンT錠100／パンスポリンT錠200／パンスポリン筋注用0.25g／パンスポリン静注用0.25g／パンスポリン静注用0.5g／パンスポリン静注用1g／パンスポリン静注用1gバッグS／パンスポリン静注用1gバッグG（武田薬品工業）	セフォチアム塩酸塩
ピーエイ配合錠（ニプロ-全星薬品工業、全星薬品工業、沢井製薬-全星薬品工業）	アセトアミノフェン
ビーゾカイン歯科用ゼリー20％（ビーブランド・メディコーデンタル-福地製薬）	アミノ安息香酸エチル
ビーゾカイン歯科用ゼリー20％（ビーブランド・メディコーデンタル）	アミノ安息香酸エチル

VI 薬品名一覧

市販名	一般名
ビクシリンカプセル250mg／ビクシリンドライシロップ10％／ビクシリン注射用0.25g／ビクシリン注射用0.5g／ビクシリン注射用1g／ビクシリン注射用2g（Meijiseikaファルマ）	アンピシリン水和物
ビクロックスシロップ8％／ビクロックス錠200／ビクロックス錠400／ビクロックス顆粒40％／ビクロックス点滴静注125mg／ビクロックス点滴静注250mg（明治製菓-小林化工）（小林化工）	アシクロビル
ビスタマイシン筋注500mg／ビスタマイシン筋注1000mg（MeijiSeikaファルマ）	リボスタマイシン硫酸塩
ヒノポロン口腔用軟膏（昭和薬品化工）	ヒノキチオール
	ヒドロコルチゾン酢酸エステル
	アミノ安息香酸エチル
ビブラマイシン錠50mg／ビブラマイシン錠100mg（ファイザー）	ドキシサイクリン塩酸塩水和物
ヒポジン消毒液10％（川本産業-シオエ製薬）（シオエ製薬-日本新薬）	ポビドンヨード
ビルヘキサルクリーム5％／ビルヘキサル錠200mg／ビルヘキサル錠400mg（富士製薬工業-サンド）	アシクロビル
ビルヘキサルクリーム5％／ビルヘキサル錠200mg／ビルヘキサル錠400mg／ビルヘキサル顆粒40％（サンド）	アシクロビル
ビルヘキサル錠200mg／ビルヘキサル錠400mg（日本ジェネリック-サンド）	アシクロビル
ピレチノール（岩城製薬）	アセトアミノフェン
ファーストシン静注用0.5g／ファーストシン静注用1g／ファーストシン静注用1gバッグS／ファーストシン静注用1gバッグG（武田薬品工業）	セフォゾプラン
ファロム錠150mg／ファロム錠200mg／ファロムドライシロップ小児用10％（マルホ）	ファロペネムナトリウム
フィニバックス点滴静注用0.25g／フィニバックス点滴静注用0.5g／フィニバックスキット点滴静注用0.25g（塩野義製薬）	ドリペネム水和物
フェナゾックスカプセル（MeijiSeikaファルマ）	アンフェナクナトリウム
プラノプロフェンカプセル75mg「日医工」（日医工）	プラノプロフェン
プラノプロフェン液1.5% MEEK（小林化工）	プラノプロフェン
プラノプロフェン錠75mg「トーワ」（東和薬品）	プラノプロフェン
ブルフェン錠100／ブルフェン錠200／ブルフェン顆粒20％（科研製薬）	イブプロフェン
フルマリン静注用0.5g／フルマリン静注用1g／フルマリンキット静注用1g（塩野義製薬）	フロモキセフ
プレドニゾロン錠「タケダ」5mg／プレドニゾロン散「タケダ」1％（武田薬品工業）	プレドニゾロン
プレドニゾロン錠1「ホエイ」／プレドニゾロン錠5「ホエイ」（マイラン製薬-ファイザー）	プレドニゾロン
プレドニゾロン錠1mg／プレドニゾロン錠5mg（旭化成）（旭化成ファーマ-）	プレドニゾロン
プレドニゾロン錠2.5mg「NP」／プレドニゾロン錠5mg「NP」（ニプロ）	プレドニゾロン
プレドニゾロン錠5mg「YD」（陽進堂）	プレドニゾロン
プレドニゾロン錠5mg「トーワ」（東和薬品）	プレドニゾロン
プレドニゾロン錠5mg「ミタ」（コーアイセイ-キョーリンメディオ）（杏林製薬-キョーリンメディオ）	プレドニゾロン
プレドニン錠5mg（塩野義）	プレドニゾロン
プロカイン塩酸塩原末「マルイシ」（丸石製薬）	プロカイン塩酸塩
プロカイン塩酸塩注射液0.5％「日医工」（日医工）	プロカイン塩酸塩
フロキン錠100mg（イセイ）	オフロキサシン
プロネスパスタアロマ（日本歯科薬品）	テトラカイン塩酸塩

市販名	一般名
プロネスパスタアロマ（日本歯科薬品）	アミノ安息香酸エチル テトラカイン塩酸塩 ジブカイン塩酸塩 ホモスルファミン
フロベン錠40／フロベン顆粒8%（科研製薬）	フルルビプロフェン
フロモックス錠75mg／フロモックス錠100mg（塩野義）	セフカペンピボキシル
フロリードゲル経口用2%（持田製薬、昭和薬品化工-持田製薬）	ミコナゾール
ペオン錠80（ゼリア新薬工業）	ザルトプロフェン
ベシカム軟膏5%／ベシカムクリーム5%（科研製薬）	イブプロフェン
ベストコール筋注用0.5g／ベストコール静注用0.5g／ベストコール静注用1g（武田薬品工業）	セフメノキシム
ペリオクリン歯科用軟膏（サンスター）	ミノサイクリン塩酸塩
ペリオドン（ネオ製薬工業）	パラホルムアルデヒド
ペリオフィール歯科用軟膏2%（昭和薬品化工）	ミノサイクリン塩酸塩
ペレックス配合顆粒／小児用ペレックス配合顆粒（大鵬薬品工業）	アセトアミノフェン
ペレトン錠80mg（東和薬品）	ザルトプロフェン
ペングッド錠250mg／ペングッド顆粒250mg（日医工）	バカンピシリン
ベントイル錠100mg／ベントイル錠200mg（サンド）	エモルファゾン
ポビドンヨード10%消毒用綿球20「ハクゾウ」（ハクゾウメディカル）	ポビドンヨード
ポビドンヨードエタノール液10%　綿棒8「LT」／ポビドンヨード液10%　綿棒12「LT」／ポビドンヨード液10%　綿棒20「LT」／ポビドンヨード液10%　綿棒20「LT」／ポビドンヨード液10%　綿棒8「LT」（リバテープ製薬）	ポビドンヨード
ポビドンヨードガーグル7%「ショーワ」（昭和薬品化工）	ポビドンヨード
ポビドンヨードガーグル7%「マイラン」（ニプロ-マイライン）（マイライン-ファイザー）	ポビドンヨード
ポビドンヨードガーグル7%「メタル」／ポビドンヨード液10%「メタル」（中北薬品）	ポビドンヨード
ポビドンヨードガーグル7%「日医工」（日医工）	ポビドンヨード
ポビドンヨードガーグル液7%「東海」／ポビドンヨード外用液10%「東海」（東海製薬）	ポビドンヨード
ポビドンヨードガーグル液7%「明治」／ポビドンヨードゲル10%「明治」／ポビドンヨードスクラブ液7.5%「明治」／ポビドンヨード外用液10%「明治」（MeijiSeikaファルマ-日東メディック）	ポビドンヨード
ポビドンヨードゲル10%「マイラン」（マイライン製薬-ファイザー）	ポビドンヨード
ポビドンヨードスクラブ液7.5%（JJKK）（ジョンソン・エンド・ジョンソン）	ポビドンヨード
ポビドンヨードスクラブ液7.5%「明治」（MeijiSeikaファルマ-日東メディック）	ポビドンヨード
ポビドンヨード液10%消毒用アプリケータ「オーツカ」10mL／ポビドンヨード液10%消毒用アプリケータ「オーツカ」25mL（大塚製薬-大塚製薬工場）	ポビドンヨード
ポビドンヨード外用液10%「オオサキ」（オオサキメディカル）	ポビドンヨード
ポビドンヨード外用液10%「マイラン」（マイライン製薬-ファイザー）	ポビドンヨード
ポビドンヨード外用液10%「日新」（日新製薬）	ポビドンヨード
ポビドンヨード含嗽用液7%「YD」（陽進堂）	ポビドンヨード
ポビドンヨード消毒用液10%「NP」（ニプロ）	ポビドンヨード
ポピヨード液10%＊（ヤクハン製薬）	ポビドンヨード

VI 薬品名一覧

市販名	一般名
ポピヨドン10%綿球14／ポピヨドン10%綿球20／ポピヨドン10%綿球30／ポピヨドン10%綿球40／ポピヨドン10%綿棒12／ポピヨドン10%綿棒16／ポピヨドン10%綿棒16／ポピヨドン10%綿棒20／ポピヨドンガーグル7%／ポピヨドンゲル10%／ポピヨドンスクラブ7.5%／ポピヨドンフィールド10%／ポピヨドンフィールド10%綿棒／ポピヨドン液10%（吉田製薬）	ポピドンヨード
ポピラールガーグル7%／ポピラール消毒液10%（日興製薬）	ポピドンヨード
ポピラール消毒液10%（丸石製薬-日興製薬）	ポピドンヨード
ポピロンガーグル7%（シオエ製薬-日本新薬）（アイロム製薬-シオエ製薬）	ポピドンヨード
ポプスカイン0.25%注25mg／10mL／ポプスカイン0.25%注25mg／10mL／ポプスカイン0.5%注50mg／10mL／ポプスカイン0.5%注シリンジ50mg／10mL（丸石製薬）	レボブピバカイン塩酸塩
ポリヨードン消毒液10%「カネイチ」（兼一薬品工業）	ポピドンヨード
ボルタレン錠25mg／ボルタレンサポ12.5mg／ボルタレンサポ25mg／ボルタレンサポ50mg（バルティスファーマ）	ジクロフェナクナトリウム
ポンタールカプセル250mg／ポンタール錠250mg／ポンタールシロップ3.25%／ポンタール散50%／ポンタール細粒98.5%（第一三共-ファイザー）	メフェナム酸
ボンフェナック坐剤12.5／ボンフェナック坐剤25／ボンフェナック坐剤50（ゼリア新薬工業-京都薬品工業）	ジクロフェナクナトリウム
マーカイン注0.125%／マーカイン注0.25%／マーカイン注0.5%（アストラゼネカ）	ブピバカイン塩酸塩水和物
マイカサールカプセル250mg（東和薬品）	メフェナム酸
マインベース錠200（セオリアファーマ-武田薬品工業）	クラリスロマイシン
マリキナ配合顆粒（鶴原製薬）	アセトアミノフェン
ミカメタン坐剤25／ミカメタン坐剤50（三笠製薬）	インドメタシン
ミノサイクリン塩酸塩錠50mg「サワイ」／ミノサイクリン塩酸塩錠100mg「サワイ」／ミノサイクリン塩酸塩顆粒2%「サワイ」（沢井製薬）	ミノサイクリン塩酸塩
ミノサイクリン塩酸塩錠50mg「トーワ」／ミノサイクリン塩酸塩錠100mg「トーワ」（東和薬品）	ミノサイクリン塩酸塩
ミノマイシンカプセル50mg／ミノマイシンカプセル100mg（ファイザー）	ミノサイクリン塩酸塩
メイアクトMS小児用細粒／メイアクトMS小児用細粒10%／メイアクトMS錠100mg（MeijiSeikaファルマ）	セフジトレンピボキシル
メドカイン内用ゼリー2%（堀井薬品工業-メドレックス）（丸石製薬-メドレックス）	リドカイン塩酸塩
メドロール錠2mg／メドロール錠4mg（ファイザー）	プレドニゾロン
メプロン顆粒30%（第一三共）	エピリゾール
メロペネム点滴静注用0.25g「NP」／メロペネム点滴静注用0.5g「NP」／＊＊メロペネム点滴静注用1g「NP」／メロペネム点滴静注用バッグ0.5g「NP」／＊＊メロペネム点滴静注用バッグ1g「NP」（ニプロ）	メロペネム三水和物
メロペネム点滴静注用0.25g「ケミファ」／メロペネム点滴静注用0.5g「ケミファ」（日本ケミファ）	メロペネム三水和物
メロペネム点滴静注用0.25g「サワイ」／メロペネム点滴静注用0.5g「サワイ」（沢井製薬）	メロペネム三水和物
メロペネム点滴静注用0.25g「タイヨー」／メロペネム点滴静注用0.5g「タイヨー」（テバ製薬）	メロペネム三水和物
メロペネム点滴静注用0.25g「タナベ」／メロペネム点滴静注用0.5g「タナベ」（田辺製薬-田辺三菱製薬）	メロペネム三水和物
メロペネム点滴静注用0.25g「トーワ」／メロペネム点滴静注用0.5g「トーワ」（東和薬品）	メロペネム三水和物

市販名	一般名
メロペネム点滴静注用0.25g「ファイザー」／メロペネム点滴静注用0.5g「ファイザー」（ファイザー）	メロペネム三水和物
メロペネム点滴静注用0.25g「日医工」／メロペネム点滴静注用0.5g「日医工」／メロペネム点滴静注用バッグ0.5g「日医工」（日医工）	メロペネム三水和物
メロペネム点滴静注用0.25g「明治」／メロペネム点滴静注用0.5g「明治」／メロペネム点滴静注用1g「明治」／メロペネム点滴静注用バッグ0.5g「明治」／メロペネム点滴静注用バッグ1g「明治」（MeijiSeikaファルマ）	メロペネム三水和物
メロペン点滴用バイアル0.25g／メロペン点滴用バイアル0.5g／メロペン点滴用キット0.5g（大日本住友製薬）	メロペネム三水和物
ライベック錠200（沢井製薬）	エトドラク
ラリキシン錠250mg／ラリキシンドライシロップ小児用10%／ラリキシンドライシロップ小児用20%（大正富山医薬品-富山化学工業）	セファレキシン
ランツジールコーワ錠30mg／ランツジールコーワ錠（興和-興和創薬）	アセメタシン
リアソフィン静注用0.5g／リアソフィン静注用1g（ケミックス）	セフトリアキソンナトリウム
リドカイン塩酸塩ビスカス2%「日新」（日新製薬）	リドカイン塩酸塩
リドカイン塩酸塩注0.5%「日新」／＊＊リドカイン塩酸塩注1%「日新」（富士フィルムファーマ-日新製薬）（日新製薬）	リドカイン塩酸塩
リドカイン塩酸塩注射液0.5%「ファイザー」／※リドカイン塩酸塩注射液1%「ファイザー」／※リドカイン塩酸塩注射液2%「ファイザー」（マイラン製薬-ファイザー）	リドカイン塩酸塩
リドカイン注「NM」0.5%／リドカイン注「NM」1%／リドカイン注「NM」2%（ナガセ医薬品-ファイザー-マイラン製薬）	リドカイン塩酸塩
リリアジン静注用0.25g／リリアジン静注用0.5g／リリアジン静注用1g／リリアジン静注用2g（東和薬品）	セフメタゾールナトリウム
ルメンタールカプセル250mg（福地製薬）	メフェナム酸
ルリシン錠150mg（サノフィ）	ロキシスロマイシン
レダコート錠4mg／レダコート軟膏0.1%／レダコートクリーム0.1%（アルフレッサファーマ）	トリアムシノロンアセトニド
レダマイシン軟膏（武田薬品工業-前田薬品工業）	デメチルクロルテトラサイクリン
レボフロキサシンOD錠250mg「トーワ」／レボフロキサシンOD錠500mg「トーワ」（東和薬品）	レボフロキサシン水和物
レボフロキサシン細粒10%「タカタ」／レボフロキサシン錠100mg「タカタ」（高田製薬）	レボフロキサシン水和物
レボフロキサシン錠100mg「あすか」（あすか製薬-武田薬品工業）	レボフロキサシン水和物
レボフロキサシン錠250mg「CEO」／レボフロキサシン錠500mg「CEO」（武田テバ-セオリファーマ-武田薬品工業）	レボフロキサシン水和物
レボフロキサシン錠250mg「SUN」／レボフロキサシン錠500mg「SUN」（サンファーマ）	レボフロキサシン水和物
レボフロキサシン錠250mg「YD」／レボフロキサシン錠500mg「YD」（陽進堂）	レボフロキサシン水和物
ロキシスロマイシン錠150mg「JG」（日本ジェネリック-長生堂製薬）	ロキシスロマイシン
ロキシスロマイシン錠150mg「MED」（化研生薬-メディサ新薬）	ロキシスロマイシン
ロキシスロマイシン錠150mg「RM」（日本ケミファ-ローマン工業、高田製薬-ローマン工業）	ロキシスロマイシン
ロキシスロマイシン錠150mg「サワイ」（沢井製薬）	ロキシスロマイシン
ロキシスロマイシン錠150mg「サンド」（サンド）（日本ジェネリック-サンド）	ロキシスロマイシン
ロキシスロマイシン錠150mg「ファイザー」（ファイザー-マイラン製薬）	ロキシスロマイシン
ロキシスロマイシン錠150mg「日医工」（日医工）	ロキシスロマイシン

VI 薬品名一覧

市販名	一般名
ロキソニン錠60mg／ロキソニン細粒10%（第一三共）	ロキソプロフェンナトリウム
ロキソプロフェンNaテープ50mg「FFP」／ロキソプロフェンNaテープ100mg「FFP」（富士フイルムファーマ）	ロキソプロフェンナトリウム
ロキソプロフェンNa細粒10%「サワイ」／ロキソプロフェンNa錠60mg「サワイ」（沢井製薬-メディサ新薬）	ロキソプロフェンナトリウム
ロキソプロフェンNa錠60mg「KN」（小林化工）	ロキソプロフェンナトリウム
ロキソプロフェンNa錠60mg「YD」（日本ジェネリック-陽進堂）（富士フイルムファーマ-陽進堂）（共和クリティケア-陽進堂）（麻耶堂製薬-陽進堂）	ロキソプロフェンナトリウム
ロキソプロフェンNa錠60mg「YD」／ロキソプロフェンNa細粒10%「YD」（陽進堂）	ロキソプロフェンナトリウム
ロキソプロフェンNa錠60mg「アメル」（共和薬品工業）	ロキソプロフェンナトリウム
ロキソプロフェンNa錠60mg「ツルハラ」（鶴原製薬）	ロキソプロフェンナトリウム
ロキソプロフェンNa錠60mg「テバ」（テバ製薬）	ロキソプロフェンナトリウム
ロキソプロフェンNa錠60mg「トーワ」（東和薬品）	ロキソプロフェンナトリウム
ロキソプロフェンNa錠60mg「三和」（三和化学研究所）	ロキソプロフェンナトリウム
ロキソプロフェンNa錠60mg「日新」（日新製薬）	ロキソプロフェンナトリウム
ロキソプロフェンナトリウム錠60mg「CH」／ロキソプロフェンナトリウム細粒10%「CH」（日本ジェネリック-長生堂製薬）	ロキソプロフェンナトリウム
ロキソプロフェンナトリウム錠60mg「クニヒロ」（皇漢堂製薬）	ロキソプロフェンナトリウム
ロキソプロフェンナトリウム錠60mg「ファイザー」（マイライン製薬-ファイザー）	ロキソプロフェンナトリウム
ロキソプロフェンナトリウム錠60mg「日医工」／ロキソプロフェンナトリウム細粒10%「日医工」／ロキソプロフェンナトリウム内服液60mg「日医工」（日医工）	ロキソプロフェンナトリウム
ロキソプロフェン錠60mg「EMEC」（エルメッドエーザイ-エーザイ）	ロキソプロフェンナトリウム
ロキソマリン錠60mg（テバ製薬-武田テバ薬品）	ロキソプロフェンナトリウム
ロキフェン錠60mg（龍角散）	ロキソプロフェンナトリウム
ロキプロナール錠60mg（寿製薬）	ロキソプロフェンナトリウム
ロゼオール錠60mg／ロゼオール細粒10%（辰巳化学）	ロキソプロフェンナトリウム
ロセフィン静注用0.5g／ロセフィン静注用1g／ロセフィン点滴静注用1gバッグ（中外製薬）	セフトリアキソンナトリウム
ロブ錠60mg（旭化成ファーマ-大原薬品工業）（大原薬品工業）	ロキソプロフェンナトリウム
ロメバクトカプセル100mg（アボットジャパン-塩野義製薬）	ロメフロキサシン塩酸塩
ワイドシリン細粒10%／ワイドシリン細粒20%（MeijiSeikaファルマ）	アモキシシリン水和物
ワブロンP（救急薬品工業-興和創薬-興和）	ヒドロコルチゾン
ワブロン口腔用貼付剤25μg（テバ製薬-救急薬品工業）	トリアムシノロンアセトニド
塩酸メピバカイン注シリンジ0.5%「NP」／塩酸メピバカイン注シリンジ1%「NP」／塩酸メピバカイン注シリンジ2%「NP」（丸石製薬-ニプロ）	メピバカイン塩酸塩
歯科用シタネスト-オクタプレシン（デンツプライ三金）	プロピトカイン塩酸塩 フェリプレシン
水溶性プレドニン10mg／水溶性プレドニン20mg／水溶性プレドニン50mg（塩野義）	プレドニゾロン
注射用マキシピーム0.5g／注射用マキシピーム1g（ブリストル・マイヤーズスクイブ）	セフェピム塩酸塩水和物
硫酸セフピロム静注用0.5g「マイラン」／硫酸セフピロム静注用1g「マイラン」（マイラン製薬-ファイザー）	セフピロム
硫酸ポリミキシンB散50万単位「ファイザー」／硫酸ポリミキシンB散300万単位「ファイザー」（ファイザー）	ポリミキシンB硫酸塩
	イミペネム・シラスタチンナトリウム

抗菌薬の安全性

系	妊婦・授乳婦	安全である	記載なし	治療上の有益性が危険性を上回る場合のみ投与する	投薬中は授乳を避けるが、やむを得ない場合、慎重に投与する
ペニシリン系	妊婦			アンピシリン水和物 アモキシシリン水和物 バカンピシリン塩酸塩	
	授乳婦				
セフェム系	妊婦			セファクロル セファレキシン セフジニル セフロキシムアキセチル セフテラムピボキシル セフポドキシムプロキセチル セフジトレンピボキシル セフカペンピボキシル塩酸塩 セフトリアキソンナトリウム セフメタゾールナトリウム	
	授乳婦	セファレキシン セフジトレンピボキシル セフジニル セフテラムピボキシル セフメタゾールナトリウム セフカペンピボキシル塩酸塩			セファクロル セフロキシムアキセチル セフトリアキソンナトリウム セフロキシムアキセチル
カルバペネム系	妊婦			パニペネム・ベタミプロン ドリペネム水和物	
	授乳婦				
ペネム系	妊婦			ファロペネムナトリウム	
	授乳婦				
マクロライド系	妊婦			アジスロマイシン水和物 エリスロマイシン クラリスロマイシン ジョサマイシン エリスロマイシンステアリン酸塩 ロキシスロマイシン	
	授乳婦		ミデカマイシン		アジスロマイシン水和物 エリスロマイシン

VI 薬品名一覧

授乳婦へ投与する場合			動物実験で毒性がみられる	ヒトにおける報告	備考
投薬中は授乳を避ける	投薬中は授乳させないよう注意する	投薬中は授乳を中止する			
			アンピシリン水和物 バカンピシリン塩酸塩 アモキシシリン水和物		
		やむを得ず投与する場合： アンピシリン水和物 バカンピシリン塩酸塩		アンピシリン水和物	
	セフポドキシムプロキセチル	やむを得ず投与する場合： セファクロル セフトリアキソンナトリウム	セファクロル セフトリアキソンナトリウム	セフロキシムアキセチル セフポドキシムプロキセチル	
ドリペネム水和物		やむを得ず投与する場合： パニペネム・ベタミプロン	ドリペネム水和物	パニペネム・ベタミプロン	
ファロペネムナトリウム				ファロペネムナトリウム	
			クラリスロマイシン（ラット2.5） ロキシスロマイシン		
クラリスロマイシン ジョサマイシン エリスロマイシンステアリン酸塩 ロキシスロマイシン		やむを得ず投与する場合： アジスロマイシン水和物 ロキシスロマイシン	ロキシスロマイシン	アジスロマイシン水和物 エリスロマイシン ジョサマイシン クラリスロマイシン エリスロマイシンステアリン酸塩	

系	妊婦・授乳婦	安全である	記載なし	治療上の有益性が危険性を上回る場合のみ投与する	投薬中は授乳を避けるが、やむを得ない場合、慎重に投与する
リンコマイシン系	妊婦			投与しないことが望ましい： クリンダマイシン	
	授乳婦				
テトラサイクリン系	妊婦			投与しないことが望ましい： テトラサイクリン塩酸塩 ドキシサイクリン塩酸塩水和物 ミノサイクリン塩酸塩	
	授乳婦			投与しないことが望ましい： テトラサイクリン塩酸塩 ドキシサイクリン塩酸塩水和物 ミノサイクリン塩酸塩	
クロラムフェニコール系	妊婦			クロラムフェニコール クロラムフェニコールコハク酸エステルナトリウム	
	授乳婦				授乳期及び妊娠末期の婦人に投与する必要がある場合には、乳汁への移行を考慮すること： クロラムフェニコール クロラムフェニコールコハク酸エステルナトリウム
アミノグリコシド系	妊婦			リボスタマイシン硫酸塩 ゲンタマイシン硫酸塩 （新生児に第8脳神経障害のおそれ）	
	授乳婦		リボスタマイシン硫酸塩		
ニューキノロン系	妊婦			投与しない： オフロキサシン トスフロキサシントシル酸塩水和物 レボフロキサシン水和物 ロメフロキサシン塩酸塩	
	授乳婦				

VI 薬品名一覧

授乳婦へ投与する場合			動物実験で毒性がみられる	ヒトにおける報告	備考
投薬中は授乳を避ける	投薬中は授乳させないよう注意する	投薬中は授乳を中止する			
クリンダマイシン		止むを得ず投与する場合： クリンダマイシン		クリンダマイシン	
			テトラサイクリン塩酸塩 ドキシサイクリン塩酸塩水和物 ミノサイクリン塩酸塩	テトラサイクリン塩酸塩 ドキシサイクリン塩酸塩水和物 ミノサイクリン塩酸塩	
		止むを得ず投与する場合： テトラサイクリン塩酸塩 ドキシサイクリン塩酸塩水和物 ミノサイクリン塩酸塩		テトラサイクリン塩酸塩 ドキシサイクリン塩酸塩水和物 ミノサイクリン塩酸塩	
			クロラムフェニコール クロラムフェニコールコハク酸エステルナトリウム		
			ゲンタマイシン硫酸塩		
		止むを得ず投与する場合： ゲンタマイシン硫酸塩			
オフロキサシン レボフロキサシン水和物 ロメフロキサシン塩酸塩		トスフロキサシントシル酸塩水和物	ロメフロキサシン塩酸塩	トシル酸トスフロキサシン オフロキサシン レボフロキサシン水和物	

抗炎症薬の安全性

系	妊婦・授乳婦	安全である	記載なし	治療上の有益性が危険性を上回る場合のみ投与する	投与しない	投薬中は授乳を避けるがやむを得ない場合、慎重に投与する
アニリン系	妊婦			アセトアミノフェン		
	授乳婦					
サリチル酸系	妊婦			アスピリン アスピリン・ダイアルミネート	アスピリン （出産予定12週以内） アスピリン・ダイアルミネート （出産予定12週以内）	
	授乳婦					
アントラニル酸系	妊婦			フルフェナム酸アルミニウム メフェナム酸		
	授乳婦					
アリール酸系	妊婦			モフェゾラク エトドラク	インドメタシン アセメタシン ジクロフェナクナトリウム アンフェナクナトリウム エトドラク（妊娠末期）	
	授乳婦					
プロピオン酸系	妊婦			イブプロフェン フルルビプロフェン チアプロフェン酸 ナプロキセン プラノプロフェン ロキソプロフェンナトリウム ザルトプロフェン	イブプロフェン（妊娠後期） フルルビプロフェン（妊娠後期） オキサプロジン チアプロフェン酸（妊娠末期） ナプロキセン（妊娠後期） プラノプロフェン（妊娠末期） ロキソプロフェンナトリウム（妊娠末期）	
	授乳婦					プラノプロフェン（治療上の有益性が危険性を上回ると判断される場合にのみ）

VI 薬品名一覧

授乳婦へ投与する場合			動物実験で毒性がみられる	ヒトにおける報告	備考
投薬中は授乳を避ける	投薬中は授乳させないよう注意する	投薬中は授乳を中止させる			
			アセトアミノフェン	アセトアミノフェン	
			アスピリン アスピリン・ダイアルミネート		
アスピリン アスピリン・ダイアルミネート				アスピリン アスピリン・ダイアルミネート	
			フルフェナム酸アルミニウム メフェナム酸		
		フルフェナム酸アルミニウム メフェナム酸		フルフェナム酸アルミニウム メフェナム酸	
			インドメタシン アセメタシン モフェゾラク エトドラク	インドメタシン アセメタシン ジクロフェナクナトリウム	
ジクロフェナクナトリウム アンフェナクナトリウム エトドラク モフェゾラク		インドメタシン アセメタシン エトドラク	モフェゾラク エトドラク	インドメタシン アセメタシン ジクロフェナクナトリウム	
			イブプロフェン フルルビプロフェン チアプロフェン酸 ナプロキセン ロキソプロフェンナトリウム ザルトプロフェン プラノプロフェン		
ロキソプロフェンナトリウム イブプロフェン フルルビプロフェン オキサプロジン チアプロフェン酸 ナプロキセン ザルトプロフェン		止むを得ず投与する場合: ロキソプロフェンナトリウム イブプロフェン フルルビプロフェン オキサプロジン ザルトプロフェン	オキサプロジン チアプロフェン酸 フルルビプロフェン ザルトプロフェン ロキソプロフェンナトリウム	イブプロフェン フルルビプロフェン ナプロキセン	

系	妊婦・授乳婦	安全である	記載なし	治療上の有益性が危険性を上回る場合のみ投与する	投与しない	投薬中は授乳を避けるがやむを得ない場合、慎重に投与する
オキシカム系	妊婦			ロルノキシカム	ロルノキシカム（妊娠末期）	
	授乳婦					
塩基性	妊婦			塩酸チアラミド	エモルファゾン	
	授乳婦					
配合剤	妊婦			アセトアミノフェン	シメトリド	
	授乳婦					
漢方薬	妊婦			立効散		
	授乳婦					

VI 薬品名一覧

授乳婦へ投与する場合			動物実験で毒性がみられる	ヒトにおける報告	備考
投薬中は授乳を避ける	投薬中は授乳させないよう注意する	投薬中は授乳を中止させる			
			ロルノキシカム		
		ロルノキシカム	ロルノキシカム		
塩酸チアラミド エモルファゾン		止むを得ず投与する場合： エモルファゾン		塩酸チアラミド	
			アセトアミノフェン		
アセトアミノフェン				アセトアミノフェン	

ステロイドの安全性

系	妊婦に投与する場合			
	安全である	記載なし	治療上の有益性が危険性を上回る場合のみ投与する	大量又は長期にわたる広範囲の使用を避ける
トリアムシノロンアセトニド			○	○
ヒドロコルチゾン酢酸エステル			○	○
デキサメタゾン			○	○

局所麻酔薬の安全性

系	妊婦へ投与する場合		
	安全である	記載なし	治療上の有益性が危険性を上回る場合のみ投与する
リドカイン			○
プロピトカイン			○
メピバカイン			○
プロカイン			○
テトラカイン			○
アミノ安息香酸エチル			○
ブピバカイン			○

VI 薬品名一覧

授乳婦へ投与する場合				動物実験で毒性がみられる	ヒトにおける報告	備考
投薬中は授乳を避けるがやむを得ない場合、慎重に投与する（母乳に移行するため）	投薬中は授乳を避ける	投薬中は授乳させないよう注意する	投薬中は授乳を中止する			
	○			○	○	
	○			○	○	
	○		○	○	○	

授乳婦へ投与する場合				動物実験で毒性がみられる	ヒトにおける報告	備考
投薬中は授乳を避けるが、やむを得ない場合、慎重に投与する（母乳に移行するため）	投薬中は授乳を避ける	投薬中は授乳させないよう注意する	投薬中は授乳を中止する			
					○	
					○	
					○	
					○	

参考文献

1）花沢成一．母性心理．医学書院，1992，p.129．
2）福島　譲，河上征治．産婦人科サブノート．南江堂，1988，p.27-72，p.211-215．
3）秋谷　清，鈴木秋悦，広井正彦，森　憲正監修．エッセンシャル産婦人科学．医歯薬出版，1988，p.345-353．
4）古本啓一，菊池　厚．歯科放射線学 第2版．医歯薬出版，1995，p.98-99，p.347-350．
5）野間弘康，金子　譲．抜歯の臨床．医歯薬出版，1991，p.4．
6）石川　純．歯周治療学 第2版．医歯薬出版，1992，p.80，p.559-560．
7）松浦英夫，廣瀬伊佐夫，城　茂治．臨床歯科麻酔薬．永末書店，1995，p.82-83．
8）中原　爽監修，古屋英毅．新歯科麻酔学．学建書院，1995，p.65．
9）青野一哉，雨宮義弘，大澤昭義，金子　譲，野口政宏，吉村　節．スタンダード歯科麻酔学．学建書院，1995，p.64．
10）天笠光雄，大石正道 編．抜歯（再）入門．日本歯科評論別冊，日本歯科評論社，1997，p.45-46．
11）朝波惣一郎．抜歯に強くなる本 第2版．クインテッセンス出版，1990，p.64-65．
12）藤井　彰．妊婦・授乳婦への薬物使用について．小児歯科臨床，2005，vol.10，no.11，p.37-49．
13）NHS Medicines Information．"Drugs in lactation（Breast Milk）－Quick reference guide" UKMiCentral．http://www.ukmicentral.nhs.uk/drugpreg/qrg_p1.asp,（accessed 2009-07-13）
14）Australian Drug Evaluation Committee, Australian Government Department of Health and Ageing Therapeutic Goods Administration．"Australian categorization of risk of drug use in pregnancy" Prescribing medicines in pregnancy, 4th edition．http://www.tga.gov.au/docs/pdf/ medpreg.pdf,（accessed 2009-07-13）
15）U.S Food and Drug Administration FDA Consumer magazine．"Pregnancy and the Drug Dilemma" http://www.fda.gov/fdac/features/2001/301_preg.html,（accessed 2009-07-13）
16）Ito S．Drug therapy for breast-feeding women．The New England Journal of Medicine，2000，vol.343，no.2，p.118-126．
17）Matthews EJ, Kruhlak NL, Daniel Benz R, Contrera JF．A comprehensive model for reproductive and developmental toxicity hazard identification : I. Development of a weight of evidence QSAR database．Regul Toxicol Pharmacol，2007，vol.47，no.2，p.115-135．
18）Toxnet（Toxicology Data Network）．"Drug and Lactation Database（Lact med）" NIH．http://toxnet.nlm.nih.gov/,（accessed 2009-07-13）
19）ジェラルド・ブリッグス，ロジャー・フリーマン，サムナー・ヤッフェ 著，小澤　光，丹野慶紀 監訳．妊娠期授乳期医薬品の安全度判読辞典．西村書店，1992，p.139-140，p.253-256．

20) 小藪紀子, 大谷壽一, 澤田康文. 血液胎盤関門. 月刊薬事, 2000, vol.42, no.4, p.143-154.
21) 大谷壽一, 澤田康文. 妊娠時における薬物動態. 月刊薬事, 2000, vol.42, no.4, p.204-211.
22) 林　昌洋. 薬物の胎児移行動態と催奇形性. 月刊薬事, 2000, vol.42, no.4, p.553-558.
23) 豊口禎子, 菅原和信. 薬物の乳汁中移行動態. 月刊薬事, 2000, vol.42, no.4, p.559-564.
24) 菅原和信, 豊口禎子. 薬物の乳汁中移行一覧表. 月刊薬事, 2000, vol.42, no.4, p.817-825.
25) 奥村玲子, 林　昌洋. 妊娠時の使用薬剤チェック一覧表. 月刊薬事, 2000, vol.42, no.4, p.827-833.
26) Toxnet (Toxicology Data Network). "Hazardous Substances Data Bank (HSDB)" NIH. http://toxnet.nlm.nih.gov/cgi-bin/sis/htmlgen?HSDB,（accessed 2009-07-13）
27) 西村秀雄 監修, 清藤英一 編著. 催奇形性等発生毒性に関する薬品情報 第2版. 東洋書店, 1986.
28) 社団法人 東京都病院薬剤師会 編集. 授乳婦と薬―薬剤の母乳移行性情報とその評価 第2版. じほう, 2001.
29) 菅原和信, 豊口禎子. 薬剤の母乳への移行 第3版. 南山堂, 1997.
30) 山下 晋. 妊婦・授乳婦への薬物投与時の注意 第6版. 医薬ジャーナル社, 2007.
31) 山中美智子, 酒見智子, 刈込　博. 基礎からわかる妊婦・授乳婦のくすりと服薬指導 ナツメ社, 2016.
32) 伊藤真也, 村島温子. 薬物治療コンサルテーション　妊娠と授乳　第 2 版　南山堂, 2014.
33) 林　昌洋, 佐藤孝道, 北川浩明. 実践　妊娠と薬　第 2 版　10,000例の相談事例とその情報　じほう 2010.

著者略歴

藤井　彰（ふじい　あきら）

1965年	信州大学工学部卒業
1970年	米国St.Thomas Institute大学院修了（PhD; Biochemistry）
1974年	米国St.Thomas Inst.Associate Professor（Biochemistry）
1997年	日本大学松戸歯学部教授（薬理学）
2008年	日本大学総合科学研究所教授
2008年	日本大学松戸歯学部寄付講座（臨床薬理学）教授
2010年	日本大学退職
2010年	日本大学名誉教授

秋元芳明（あきもと　よしあき）

1977年	日本大学松戸歯学部卒業
1981年	日本大学大学院松戸歯学研究科修了（PhD；口腔外科）
2003年	日本大学松戸歯学部教授（口腔外科）
2003年	日本大学医学部兼担教授（脳神経外科）
2009年	日本大学医学部兼担教授（歯科口腔外科）
2015年	日本大学退職

小宮正道（こみや　まさみち）

1982年	日本大学松戸歯学部卒業
1986年	日本大学大学院松戸歯学研究科修了（PhD；口腔外科）
2014年	日本大学医学部教授（耳鼻咽喉・頭頸部外科学系歯科口腔外科学分野）
2014年	日本大学松戸歯学部教授（口腔外科）
2014年	日本大学医学部兼担教授（耳鼻咽喉・頭頸部外科学系歯科口腔外科学分野）

新　妊婦・授乳婦の歯科治療と薬物療法　第3版　－安心で安全な処置・処方のために－

2009年 9月23日	第1版第1刷発行
2010年 9月23日	第2版第1刷発行
2016年12月23日	第3版第1刷発行
2017年 2月20日	第3版第2刷発行

著　者　藤井　彰，秋元芳明，小宮正道

発行人　髙橋正光

発行所　砂書房

振替　00190-9-141534

装幀・イラスト　図案舎

印刷・製本　シナノ書籍印刷㈱

©Akira Fujii, Yoshiaki Akimoto 2009.　Printed in Japan

落丁・乱丁はお取替えいたします　　　　　　　※禁無断転載・複製

ISBN978-4-907008-08-6